主编 黄宇虹 胡镜清

中医特色制剂及疗法临床研究实施要点

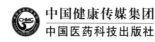

中国健康传媒集团
中国医药科技出版社

内 容 提 要

本书就中医传统制剂、中医特色疗法进行全面系统的介绍，并详述了其在开展临床研究过程中应当特别注意的操作要点及环节，有别于普通临床诊治，着力于指导研究者规范化开展临床评价，为中医药疗法提供高质量的疗效依据。本书适用于致力于中医传统制剂及特色疗法开发与转化研究的大学、医疗机构、科研院所、科技公司以及风险投资公司等相关工作人员。

图书在版编目（CIP）数据

中医特色制剂及疗法临床研究实施要点 / 黄宇虹，胡镜清主编 . —北京：中国医药科技出版社，2023.7

ISBN 978-7-5214-3901-4

Ⅰ.①中… Ⅱ.①黄… ②胡… Ⅲ.①中药制剂学－应用－中医疗法－中医临床－研究 Ⅳ.① R283

中国国家版本馆 CIP 数据核字（2023）第 076729 号

美术编辑 陈君杞
版式设计 南博文化

出版 **中国健康传媒集团** | 中国医药科技出版社
地址 北京市海淀区文慧园北路甲 22 号
邮编 100082
电话 发行：010-62227427 邮购：010-62236938
网址 www.cmstp.com
规格 880×1230mm $\frac{1}{32}$
印张 5$\frac{3}{8}$
字数 142 千字
版次 2023 年 7 月第 1 版
印次 2023 年 7 月第 1 次印刷
印刷 北京市密东印刷有限公司
经销 全国各地新华书店
书号 ISBN 978-7-5214-3901-4
定价 **36.00 元**

获取新书信息、投稿、为图书纠错，请扫码联系我们。

编　委　会

张序

中医药是根植于中国大地的传统医学，具有几千年的历史，源远流长，博大精深，积累了丰富的经验，在维护人们健康、保障民族生存繁衍等方面做出了重要贡献。中医药学以医疗实践为基础，古代哲学为指导，并在实践中不断完善，发展成熟，数千年来一脉相承，不曾间断。其独具特色的防病治病理论和技术体系，成为我国医药卫生的重要组成部分。

中医学自成体系，内容丰富，有着系统的养生和诊疗经验，是一门融预防、治疗、康复为一体的整体医学。中医学历史虽然悠久，但其理念却不落后，有很多基础理论为现代生命科学指明了方向。其学术长青、历久弥新的主要原因是不断吸收历代科学技术精华为我所用，并不断总结自身的经验，守正创新，传承发展。

党的十八大以来，党中央、国务院密集出台了一系列支持中医药传承创新发展的政策、规划，并将中医药发展纳入国家发展战略。以满足人民群众中医药健康需求为出发点和落脚点，提倡中西医并重，中医药疗法的循证工作开展日新月异，特别是《中医药发展战略规划纲要（2016—2030年）》等政策的出台，为传统中医药的发展提供了有利时机和方向指引，也为中医药学走向世界提供了政策支持与保障。

中医药学的生命力在于它的确切疗效和简便廉验的特点，而中医药特色制剂和疗法是其中的重要内容。但这块内容散见于历代文献典籍中，缺少系统整理研究，特别是在实施操作中的规范化、标准化及应用评价方面，严重影响了该领域的可持续发展。

黄宇虹教授，多年从事临床药理及评价研究，勤勉务实，励精笃行，取得了较显著成绩。该书是传统中医制剂及疗法与当代科技发展紧密结合的成果，全书以清晰简明的体例、通俗易懂的语言，结合行业需求，深入浅出地叙述了中医特色制剂与疗法的实施要素和规范。在传承中创新发展，用新的理念与实践让中医特色制剂及疗法绽放时代光芒，对中医药工作者，乃至广大中医药爱好者了解和研究中医药都具有指导意义和参考价值。以期为该领域发展提供科技基础和技术支持，使中医药特色制剂及疗法更好地惠及民众，服务社会，为健康中国建设贡献力量。

书将付梓，谨致上文为序。

中国工程院院士　国医大师
中国中医科学院　名誉院长　张伯礼
天津中医药大学　名誉校长
2022 年 11 月于天津静海团泊湖畔

刘序

在世界医学领域，中医学是能与西医并存的医学，在解决西医难题中，中医具有不可替代性，在未来世界医学发展中，中医是重要贡献者，发展前景不可限量。

新药研究是一项系统工程，涉及药学、医学、政策法规等多方面，同时又是一个不断探索、创新、进步的过程，更是关系到用药安全、有效的严肃社会问题。几千年来，中医药疗法为中华民族人民的生命健康保驾护航，目前得到了国家的鼓励和大力支持。中医药传承发展依赖于科学、高质量的临床证据支撑，离不开临床研究。

"千方易得，一效难求"，中医药是一个非常复杂的系统。在漫长的科学实践中，前人勇于探索，在不断实践中运用经验综合型的整体思维深化并提升认知水平，从而将中医药经验提升为理论并传承发展。站在前人的肩膀上，我们进行创新中医药科学研究的关键点，一是要遵循中医药理论，这是重中之重；二是要把现代科学方法进行有效整合；三是要以临床需求为导向。

《中医特色制剂及疗法临床研究实施要点》注重中药特色制剂及疗法开展临床研究过程中的真实性、科学性、规范化，更尊重其自身的规律性。目前，尚未见到完整介绍此方面内容的书籍，大多仅涉及某一部分内容，如普适性的临床研究设计等。本书就中医传统制剂、中医特色疗法进行全面系统的介绍，并详述了其在开展临床研究过程中应当特别注意的操作要点及环节，有别于普通临床诊治方法，着力于指导研究者规范化开展临床评价工作，为中医药疗法提供高质量的疗效依据。

　　本书主编黄宇虹教授，亦是我的学生，对中医药事业充满热爱且具有创新意识，在中医药创新研发与临床评价工作中颇有建树，具有从事新药审评的工作经历，对新药研究中的政策法规、技术要求有准确的把握和解读。《中医特色制剂及疗法临床研究实施要点》展陈了编委们为中医药发展做出的努力，以中医药特色制剂与疗法为主线，以临床研究为指引，集各方智慧结晶，必将助力高临床价值中药制剂研发，促进中医药临床试验在科学监管、规范设计、严谨执行等方面迈上新台阶，启示后学，传承精华，守正创新，助力推动中医药振兴发展。

壬寅年十月　于天津

前言

　　五千年中华文明生生不息，中医药做出了巨大贡献。中医药是中华民族的传统文化瑰宝，在疾病诊治中扮演着重要角色。国家鼓励和支持中医药发展，出台了系列政策法规，如《中医药发展战略规划纲要（2016—2030年)》《关于加快中医药特色发展的若干政策措施》《关于促进中医药传承创新发展的意见》等，为中医药事业发展指明了方向，特别是《中药注册分类及申报资料要求》的颁布使得传统中医特色制剂和治疗方法的开发成为科研院所以及医药生产企业转化研究的新热点。

　　中医特色制剂及疗法是汤剂的重要补充，具有简、效、便、廉等特点。中药传统剂型包括丸、散、膏、丹、酒、露、汤、饮、胶、茶等，中医特色疗法有针刺、推拿、艾灸、耳穴压豆、外洗、熏蒸、火疗、刮痧、拔罐等，其源于长期实践积累，承载着深厚的中医药传统文化特色与内涵，具有独特的临床疗效，在各种疾病及疑难杂症的治疗中发挥了重要作用。中药制剂以中医药理论为指导，遵循"理、法、方、药"原则选方，采用特定的技术工艺，制成一定的剂型，不同剂型进入人体后通过各自的体内行为发挥治疗作用；传统疗法通过物理外治作用，调动机体自我修复功能，达到防病治病的目的，具有独特的理论体系并经过实践检验，其临床转化研究具有重要的价值和意义。因此不同剂型及疗法的具体操作是中医药临床试验实施和质量保障的关键点之一。

中医特色制剂及疗法相关的书籍众多，但以临床转化应用为目的的书籍较少。为了更好地弘扬发展中医药传统特色，发挥其优势，更好地促进中医药文化的传承创新，服务于临床治疗和研究，我们组织编撰了此书，本书以满足中医特色制剂及疗法的临床转化需求为主旨，从临床试验研究的视角讲述了各种中医药特色制剂及疗法的定义、历史沿革、特点、适应证等，特别是在临床应用时的实施要素及注意事项、禁忌证。此外，针对临床研究过程中的主要环节，以任务为条目分述操作标准规范，为各种特色制剂及疗法在临床研究中标准化、规范化使用提供参考，以符合注册类临床研究试验过程一致性要求，保障临床研究数据的重现性以及试验结果的可靠性。本书适用于致力于中医传统制剂及特色疗法开发与转化研究的大学、医疗机构、科研院所、科技公司以及风险投资公司等相关工作人员。为保持验方原貌，凡入药成分涉及国家禁猎和保护动物的（如犀角、穿山甲等），原则上不改，但在临床使用时，应使用相关替代用品。

尽管编者历时一年余，查阅了大量古籍及期刊文献，但由于制剂工艺技术不断革新，临床研究理念日新月异，书中难免存在许多疏漏之处，恳请同道指正。

编者
2023年1月

目录

第一章　中医特色制剂

中医中药是中华民族五千年辉煌文化的重要组成部分，早在《黄帝内经》中就有丸、散、膏、丹、汤、酒等剂型的记载，后世逐渐发展出合剂、洗剂、露剂、茶剂、栓剂、胶剂、糖浆剂、灌肠剂、气雾剂等，并延续至今。千百年来中医药在疾病防治、康复保健等方面发挥着巨大作用，为人民生命健康做出了重要贡献。由于中药制剂品类繁多、成分复杂，为保证临床试验数据的准确性和一致性，需制定合理规范、操作性强的临床实施方案，并严格执行，避免操作误差，以完成对中药传统制剂的客观评价。

第一节　丸剂

一、定义

丸剂系指药材细粉或药材提取物加适宜的黏合剂或其他辅料制成的球形或类球形制剂。

二、历史沿革

丸剂是一种古老的传统剂型，首次出现在《五十二病方》中，书中记载了用酒、醋、脂等作为赋形剂的丸剂，如"以般服零，撮取大者一枚，捣之以春，脂弁之，以为大垸，操""冶藘芜本，防风、乌喙、桂皆等，渍以淳酒而垸之，大如黑菽而吞之。""垸"通"锾"字，为重量单位。从其制作过程可看出是丸剂，但此时

"丸"尚不能称之为剂型名，仅仅是形容外形而不是命名为"丸"。最早作为剂型名出现的"丸"在《黄帝内经》，书中记载有"四乌鲗骨一藘茹丸"（藘茹即茜草）："二物并合之，丸以雀卵，大如小豆，以五丸为后饭，饮以鲍鱼汁"，这是以蛋白为黏合剂而成丸者。《神农本草经》卷一《序例》中指出："药性有宜丸者、宜散者、宜水煮者、宜酒渍者、宜膏煎者，亦有一物兼宜者，亦有不可入汤酒者，并随药性，不得违越"，这是现存文献中最早有关丸剂的理论。《伤寒杂病论》《金匮要略》中有用蜂蜜、糖、淀粉糊、动物药汁做丸剂黏合剂的记载，如《伤寒杂病论》记载用动物胶汁（如鳖甲煎丸）、炼蜜和淀粉糊（如乌梅丸）为丸剂的赋形剂，炼蜜为丸已很普遍。《肘后备急方》中多次出现煎丸，如"多取柯枝皮，锉，浓煮，煎令可服丸"等，是最早出现的真正意义上的浓缩丸。此外《肘后备急方》首次出现蜜蜡丸，可以看作是早期蜡丸的雏形。此时蜜蜡丸中蜜占的比例大，而蜡占的比例小，蜡作为丸剂黏合剂的意义处于次要位置，主要是利用蜡治疗下痢的功效。单纯使用蜡作黏合剂的蜡丸，最早记载于唐代孙思邈的《备急千金要方》中："右五味末之，以蜡煎烊以丸，药如梧子大，服五丸，日三，不过五六服，瘥。"这是现知中医文献中首次见到只有蜡一种赋形剂为丸的记载，为后世一些毒剧药的使用提供了经验。该书还出现了有关浓缩丸的记载，进一步扩大了丸剂的使用范围。金元时期始有丸剂包衣，明代有朱砂包衣，一直沿用至今，如七珍丸、梅花点舌丸、妇科通经丸等。20世纪80年代以来，随着科学技术的进步，中药制药装备有了较大发展，中药制剂逐步摆脱了手工作坊模式，进行产业化批量生产。浓缩丸、滴丸、微丸等新型丸剂由于治法简便、疗效好，广为临床接受，在中药新药研发领域成为首选剂型之一。

三、剂型介绍

（一）丸剂分类

1.根据赋形剂不同 丸剂可分为水丸、蜜丸、水蜜丸、浓缩丸、糊丸、蜡丸、微丸、滴丸等，具体如下。

（1）水丸系指药材细粉以水或水性液体（黄酒、醋、稀药汁、糖液等）为黏合剂，用泛制法制成的丸剂。泛制水丸体积小，表面致密光滑，便于吞服，不易吸潮，如加味逍遥丸、香连丸。

（2）蜜丸为药材细粉以炼制过的蜂蜜为黏合剂制成的丸剂，是中医临床应用最广泛的一种。丸重在0.5g以上（含0.5g）者称为大蜜丸，以下者称小蜜丸。蜂蜜有润肺止咳、润肠通便的功能，具有质地柔润、吸收缓慢、作用缓和的特点。滋补类药物、小儿用药、贵重及易挥发性成分的药物常制成蜜丸，如乌鸡白凤丸、人参健脾丸。

（3）水蜜丸系指药材细粉以蜂蜜和水按适当比例混匀为黏合剂制成的丸剂。水蜜丸的特点与蜜丸相似，作用缓慢、持久，但因用蜜量较蜜丸少，含水量低、易保存和服用，如妇炎康丸、同仁牛黄清心丸。

（4）浓缩丸系指药材或部分药材提取的清膏或浸膏与处方中其余药材细粉或适宜的赋形剂制成的丸剂。根据所用黏合剂的不同，分为浓缩蜜丸、浓缩水丸、浓缩水蜜丸。浓缩丸体积小，药物有效成分含量高，易于服用，在体内溶化吸收比较缓慢，如六味地黄丸（浓缩丸）、藿香正气丸（浓缩丸）。

（5）糊丸系指药材细粉以米糊或面糊为黏合剂制成的丸剂。糊丸质地坚硬，在体内崩解慢，内服既可延长疗效，又能减少某些毒性成分的释放或减缓对胃肠的刺激，如小金丸（糊丸）、西黄丸（糊丸）。

（6）蜡丸系指药材细粉以蜂蜡为黏合剂制成的丸剂。蜡丸溶化极其缓慢，可延长药效，防止药物中毒或强烈胃肠刺激。处方中含有较多的剧毒、强刺激药物或要求在肠道吸收的中成药，可制成蜡丸，如固肠止泻丸（蜡丸）、三黄宝丸（蜡丸）。

（7）微丸系指直径小于2.5mm的各类球形或类球形的丸剂。其具有外形美观、流动性好；含药量大、服用剂量小；释药稳定、可靠、均匀；体表面积大，溶出快，生物利用度高等特点。如清胃止痛微丸、葛根芩连微丸。

（8）滴丸系指药材提取物与基质用适宜方法混匀后，滴入不相混溶的冷凝液中，收缩冷凝制成的丸剂。滴丸起效迅速，生物利用度高，可使液体药物固体化。如复方丹参滴丸。

2.根据制法不同　丸剂可分为泛制丸、塑制丸、滴制丸，具体如下。

（1）泛制丸指将药物细粉用适宜的液体为黏合剂泛制而成的丸剂，如水丸、水蜜丸、部分浓缩丸、糊丸。

（2）塑制丸系指将药物细粉与适宜的黏合剂混合制成软硬适宜的可塑性丸块，然后再分割而制成的丸剂，如蜜丸、糊丸、部分浓缩丸。

（3）滴制丸系将主药溶解、混悬、乳化在一种熔点较低的脂肪或水溶性基质中，滴入到一种不相混溶的液体冷却剂中冷凝而制成的丸剂。

（二）丸剂特点

1. 作用持久，适宜慢性病　与汤剂、散剂等比较，传统的水丸、蜜丸、糊丸、蜡丸内服后在胃肠道中溶散缓慢，发挥药效迟缓，但作用持久，故多用于慢性病的治疗。正如李东垣所说，"丸者缓也，不能速去病，舒缓而治之也"。

2. 急救效果好　新型丸剂系药物提取的有效成分或化学物质

与水溶性基质制成，溶化奏效迅速，可用于急救，如苏冰滴丸、复方丹参滴丸、麝香保心丸等。

3. 缓和毒副作用　有些毒性、刺激性药物，可通过选用赋形剂，如制成糊丸、蜡丸，以延缓其吸收，减弱毒性和不良反应。

4. 减缓药物成分挥散　有些芳香性药物或有特殊气味的药物，可通过制丸工艺，使其在丸剂中心层，减缓其挥散。

5. 丸剂的缺点　多数丸剂服用剂量大，小儿服用困难，尤其是水丸溶散时限难以控制，原料多以原粉入药，微生物易超标。

四、实施要点

1. 蜜丸　大蜜丸服用时不具备整颗药丸吞服条件，需通过机械方法减小体积或溶于规定体积温水中，不提倡放在口中嚼碎吞服，以免影响药物使用量。对于小蜜丸可直接用规定量水送服，不得嚼碎。若外有米纸包装，建议去除后服用。操作时需准备金属切割器具，分割前后用万分之一天平对丸体称重，制定允许误差范围，保证服药量准确。包括盛药器在内的所用器具须有消毒措施，使用时内壁干燥以免浸湿或污染药丸。

2. 水丸、糊丸、蜡丸、浓缩丸、水蜜丸　服用时要求准备专用盛装容器，以防丸体掉落或污染。实施前分药器准备要区分水蜜丸、水丸、糊丸、蜡丸、浓缩丸。分药器视丸体大小准备不同规格器具，如复方丹参滴丸药物包装内自备分药器，可准确计数所需药物粒数。试验实施前一般要求定制适合的分药器，保证操作方便和精准。注意药物分装时间不应早于服药时间1小时，以免分装后药品保管隐患及对部分暴露于空气中药品质量的影响。需要减小丸剂体积分装时，需提前规划细节、模拟操作后实施。

第二节 散剂

一、定义

散剂是指一种或多种药材混合制成的粉末状制剂。

二、历史沿革

中药散剂最早记载于《五十二病方》："取恒石两，以相靡（磨）殴（也），取其靡（磨）如糜者，以傅犬所啮者，已矣。"文中以末为散，此古籍载有处方170首，剂型15种，其中散剂达31首，数量最多。《内经·素问·病能论》中亦有散剂记载："以泽泻、术各十分，糜衔五分，合，以三指撮，为后饭"。汉代《伤寒杂病论》最先提出"散"的名称："猪苓（十八铢，去皮）、泽泻（一两六铢）、白术（十八铢）、茯苓（十八铢）、桂枝（半两，去皮）上五味，捣为散，以白饮和服方寸匕，日三服"，书中散剂占总处方数的15%，详细记载了张仲景以散剂治疗疾病，急症实证用之，缓图将养亦用之，内服外用，可谓曲尽病情，将散剂制法、类型、用法用量及功用特点彰显得淋漓尽致，给后人提供了中药散剂制法及用法的详细规范。东晋时期《肘后备急方》收载剂型20余种，其中散剂数量较多，主要为内服散剂，多为治疗急危病症而设，如《卷一·治卒腹痛方第九》记载"又方，捣桂末，服三寸匕"。南北朝至唐代，战乱较多，中药材尤其匮乏，为节约药材，不少医家提倡煮散，使散剂得以发展。唐代孙思邈《备急千金要方》一书首次使用"煮散"一词，以煮散命名的方剂共13首，如续命煮散、独活煮散、防风煮散、远志煮散、丹参煮散等。这13首方剂均采用了"治下筛，为粗散"的制法，可以看出《备急千金要方》已将煮散正式作为剂型名使用。中药散剂的应用在宋代达到顶峰，《太平惠民和剂局方》以散剂命名的处方约占总处方数三分之一，远比汤剂处方多，应用汤剂也多为煮散，如"右为粗末，每服三钱，水一盏半，煎取一中盏，去滓稍热服，不拘时候，日二三服，以病身清凉为度，小儿量岁数加减与服"。书中对散剂制法、服法、用法皆有详细叙述，对现代制剂技术有一定指导意义。明代李时珍整理并总结前人成果，对制散工具及散剂质量标准加以规范。《本草纲目》一书中记载了多种外用散剂，书中所载多研为细末，撒于患处，在局部起到治疗作用，或用麻油、蜜、酒、醋等调敷于患处。如"冻疮发裂，先用甘草汤洗过，然后用黄连、黄柏、黄芩，共研为末，加水银粉、麻油调敷。"亦有散剂配合热熨者，如"背疽，用甘草三两，捣碎，加大麦粉九两，共研细。滴入好醋少许和开水……做成柿饼，热敷疽上"。明代朱橚《普济方》中记载的散剂处方数尤其之多，如百草霜散、茯神散、芎附散等。清代吴鞠通《温病条辨》银翘散，程国彭《医学心悟》止嗽散等，至今仍在使用。纵观中药散剂的发展历史，起源于先秦时期，丰富于东汉时期，发展于唐代，在宋代达到顶峰，衰落于明清，延续至今。从以上著作中可见散剂一直为中医世家所重用。

三、剂型介绍

（一）散剂分类

1. 按给药途径 可分为内服散剂与外用散剂。内服散剂如乌贝散、益元散等。外用散剂如金黄散、冰硼散等。有的散剂既可内服，又可外用，如七厘散。

2. 按药物组成 可分为单味药散剂和复方散剂，前者如川贝散，后者如活血止痛散。

3. 按药物性质 可分为含毒性药散剂，如九一散；含液体成分散剂，如蛇胆川贝散；含共熔成分散剂，如避瘟散。

4.按剂量 可分为剂量型散剂与非剂量型散剂，前者系将散剂分成单独剂量由患者按包服用，如多数的内服散剂；后者系以总剂量形式发出，由患者遵医嘱自己分取剂量应用，如多数的外用散剂。

（二）散剂特点

1.利用度高、副作用少 散剂表面积较大，具有易分散、奏效快的特点。相对于汤剂，散剂包含了所有成分，保证了中药完整性，特别是某些含挥发油、不耐热、贵重、难溶、毒性较大的中药尤其适合制成散剂，疗效较好，副作用少，利用度高。

2.使用简单，服用方便 中药散剂通过合理配伍、确定剂量后，可直接用沸水冲泡，服用简单，有效节省时间，同时方便携带。

3.制备简单，价格低廉 散剂制备工艺简单，成本较低。中药制成散剂后，其含水量低，含氧量少，不利于微生物生存，方便贮存。随着中药资源日渐减少，药价不停上涨，在不影响药效的前提下，散剂能显著减轻患者经济压力，易被接受。

四、实施要点

（1）散剂的表面积较大，故其吸湿性较显著。散剂吸湿后易发生润湿、结块、失去流动性等物理变化；变色、分解等化学变化；虫蛀、微生物污染等生物学变化。所以防湿是保证散剂质量的一项重要措施，选用适宜的包装材料与贮藏条件可延缓散剂的吸湿。药物准备时如遇药品潮解、结块等物理变化，需换备用药品或更换药品批次。

（2）散剂在药物准备阶段需注意药物洒落，与片剂、胶囊剂不同的是，如果有药物遗落，则不容易获知其丢失量，无法确定准确入药量，散剂存取时必须防止粉尘飞扬，因此提倡满足试验的小规格包装。

（3）散剂用药时会涉及包装容器内壁药物残留问题，应规定每个容器内残存药物的清洗用水量、操作步骤及清洗时间。关于散剂的用药前溶解问题，应提前就溶解水量、水温、药物全部溶解所需的时间等进行实操演练，根据结果制定标准操作规程，各个组别的不同个体之间均需保持一致，建议将散剂置于专用的类似广口瓶的容器内溶解。操作实施中各个环节需保持严格的一致性并做好全过程控制。

（4）内服散剂：①内服散剂应根据方剂药物组成、溶水性等特点，针对服用散剂所需的媒介提前做好规定，如温水、蜂蜜、胶囊衣等。如果需要装入胶囊，建议研究团队统一将药粉纳入胶囊后进行包装、发放，便于患者使用。药物的调服方法应当提前制作相应文字说明，附在试验方案后或单独成文，用于指导术者及患者规范使用。②按照方案设定的给药频次、单次给药剂量将药物单独包装，做好标识，避免因患者自行分装取用导致用药剂量不准确；服药方法及时间应提前做好宣教。

（5）外用散剂：①外用散剂一般用于黏膜、腔道等部位，根据用药部位、可容纳药量、有效剂量等，制定单次给药剂量、给药频次、用药辅助工具等给药方案，并以单次给药剂量为单位进行称重包装，做好标识，发放给患者。②用药方法、用药时长、用药体位、用药结束后的药物处理及其他相关注意事项应制定标准操作规程，必要时图文结合，发放给患者，保证准确用药。③患者局部有渗出液、分泌物及脓性皮损时忌用散剂，因为散剂易与渗出液结成药痂，导致继发感染，而且散剂对糜烂面有较大的刺激性。④干燥皲裂性皮损患者局部忌用散剂，以防止进一步拔干脱水，加重皮损。毛发部位皮损处使用散剂不易被清除，不推荐使用。

（6）试验实施中处理措施对所有受试者保持一致，并在方案中预先统一规定，避免人为误差。

第三节　煎膏剂

一、定义

煎膏剂又称膏滋、膏方，系指饮片用水煎煮，取煎煮液浓缩，加炼蜜或糖（或转化糖）制成的半流体制剂。

二、历史沿革

煎膏剂是常见的中药传统剂型之一，具有悠久的历史，最早可见于《五十二病方》："以水一斗，煮胶一参，米一升，熟而啜之，夕毋食"，虽未以"膏"命名，但可视为最早的煎膏剂。东汉末年张仲景《金匮要略》记载了大乌头煎："大乌头五枚，以水三升，煮取一升，去渣，纳蜜二升，煎令水气尽，强人服七合，弱人服五合"。这种水煎药物去药渣，继续浓缩药液，最后入蜜，再煎煮蒸发水分的方法，与现代煎膏剂的制备方法十分接近，此时的煎膏剂以治疗疾病为主。南北朝时期《小品方》载有单地黄煎："取汁，于铜体中重汤上煮，勿盖釜，令气得泄。主补虚除热，散乳石、痈疽、疮疖等"，为最早的滋补膏方。此后，煎膏剂的应用逐渐由治疗疾病向滋补调养发展，如唐初孙思邈《备急千金要方·卷十六》的地黄煎和王焘《外台秘要》的"古今诸家煎方六首"，均是滋补调养的膏方。宋元时期的煎膏剂基本沿袭了唐代的风格，用途日趋广泛。如宋徽宗时期编纂的《圣济总录》中记载的栝蒌根煎："生栝楼根十斤，黄牛脂一合半，上二味，先以水三斗，煮生栝楼根至水一斗，用生绢绞去滓，取汁纳牛脂，搅令匀。再内锅中慢火煎，不住手搅，令水尽，候如膏状即止，于瓷合中密盛"，以生栝楼根和黄牛脂共同制成，主治渴利；南宋时期《洪氏集验方》收载的琼玉膏："新罗人参、生地黄、雪白茯苓、白沙蜜……此膏填精补髓，肠化为筋，万神具足，五脏盈溢，髓实血满，发白变黑，返老还童，行如奔马，日进数食，或终日不食亦不饥，关通强记，日诵万言，神识高迈，夜无梦想"，时至今日仍广为沿用。明清时期，煎膏剂的发展进入成熟阶段，制作方法也基本固定，此时涌现出大量优秀的煎膏剂，如益母草膏、龟鹿二仙膏、两仪膏、天池膏、茯苓膏等，一直沿用至今。在煎膏剂理论整理和应用框架上，吴尚先所著《理瀹骈文》是我国第一部以膏滋为主的中医专著，详细论述了膏滋的治病机制、配制方法和应用方法，并指出"今人但知痞癖用膏，风痹用膏，而不知一切脏腑之病皆可用膏。余积数十年之经验，统会前人用药之旨，阅历十年，施送数万人，深知其效，故不惜为后告"，对煎膏剂的发展起着承前启后的作用。

三、剂型介绍

（一）煎膏剂分类

1.按组成成分　分为荤膏、素膏和清膏。荤膏是将中药饮片反复煎煮浓缩，去渣取汁，再加阿胶、鹿角胶、蜂蜜、饴糖等辅料制成的半流体状剂型。素膏则不加阿胶、鹿角胶、龟甲胶等动物类药物，只加蜂蜜、饴糖、砂糖收膏。清膏则是中药汤剂浓缩而成，不加任何辅料。

2.按照服用季节　可分为四季膏方和冬令膏方。四季膏方根据季节不同和病情变化而制成，一年四季均可服用，多为素膏和清膏。冬令膏方在冬季服用，以补益为主，多为荤膏。

（二）煎膏剂特点

1.个性定制，适用广泛　煎膏剂一般为个性化定制，讲究因人、因时、因地制宜的个体化治疗方法，根据个体的体质辨证施膏，针对性强。同时煎膏剂可滋补强身、扶正祛邪、治病纠偏、条达血气、增强体质，适合于各种慢性、顽固性、消耗性、虚损性疾病的长期调治。

2.补治结合，未病先防 煎膏剂依据中医整体观念，并在中医辨证论治原则的指导下形成方药，以达到平衡阴阳、调和气血、扶正祛邪的目的。其方遵循辨证论治的法度，具有补中寓治、治中寓补、补治结合的特点，充分发挥方药疗效，体现了中医学的整体观念，对于治未病具有重要意义。

3.口感较好，易于服用 由于煎膏剂的服用时间通常较长，口感非常重要，若味道不适，患者往往难以坚持服用。所以煎膏剂中常加入口感较好的大枣、龙眼肉、罗汉果等，既调节口感，又增加膏剂的补益效果。

四、实施要点

（1）煎膏剂在临床试验药品准备阶段需制定完备的措施，提前演练，保证所有受试者服用剂量及过程的一致性和准确性。首先确定研究方案规定的单次用药量，对于规格为重量单位的，需准备一次性称量用容器，保证用药剂量一致、准确，天平规格应精确到小数点后两位数，并规定最后一位数字可接受的误差范围。对于药物规格为体积的，一般需准备5/10ml一次性注射器或带有刻度标识的称量容器，容器量程需覆盖单次用药体积，保证每次取药量准确并能一次性完成取药。

（2）煎膏剂使用前首先检查是否有异味，是否存在"返砂"现象（糖的结晶析出），如无问题可继续服用。服用方法有加热后温服或用少量白开水烊化后送服，提前选定服药方法，并对加热时间、用水量做出统一规定。如果药物组成为寒凉、刺激性较大的，建议统一在进食半小时后服药；其他无特殊情况者可空腹给药，建议餐前30分钟开始服用；补心神、镇静安眠的膏剂建议统一睡前30分钟服用，保证执行的一致性。

（3）服药期间，应忌食生冷、油腻、辛辣等不易消化的食物，忌吸烟、饮酒，不宜饮茶、咖啡、可乐等。膏方中含人参时应忌食萝卜、莱菔子、红绿茶等，含有何首乌应忌猪、羊血及铁剂。其他如运动等规定应严格遵守，以免影响膏方评价。膏方成品应在阴凉干燥处保存。

（4）糖尿病患者不宜服用含有蜂蜜或糖类的膏方，可以用木糖醇等甜味剂代替。此外，若遇经期、感冒发热、咳嗽痰多、急性腹痛、肠胃不适、腹泻便溏、过敏症状、传染病急性期、慢性病急性发作等不宜继续服用膏方的，患者应当与术者提前商讨，决定是否继续用药。

第四节　膏药

一、定义

膏药系指饮片、食用植物油与红丹（铅丹）或官粉（铅粉）炼制成膏料，摊涂于裱背材料上制成的供皮肤贴敷的外用制剂。

二、历史沿革

膏药作为传统中药五大剂型之一，经历了数千年的历史沿革及变迁。早在古籍《山海经》中就记载了一种羊脂类药物，用于外擦皮肤防治皲裂，可以说是膏药的早期雏形。《黄帝内经》中也有相应的记载，如《灵枢·痈疽篇》中的豕膏，对米疽"治之以砭石，欲细而长，疏砭之，涂以豕膏，六日已，勿裹之"；《灵枢·经筋篇》中的马膏，对筋脉纵弛"治之以马膏，其急者，以白酒和桂以涂其缓者"，此时的膏药主要以动物脂肪为主要成分。魏晋以后，随着药剂学的发展，膏药由开始的动物脂肪逐渐转变成用植物油和铅丹制作。熬炼膏药的最早记载始于晋代葛洪《肘后备急方》："成膏，清麻油十三两（菜油亦得）黄丹七两。二物铁铛文火煎，粗湿柳木篦搅不停，至色黑，加武火，仍以扇扇之，搅不停，烟断绝尽，看渐稠，膏成。煎须净处，勿令鸡犬见，齿疮帖，痔疮服之"，指出用清麻油、黄丹熬炼膏药，但是没有具体的膏药品种。西晋《崔化方》中有乌膏的记载："先空煎油三分减一，停待冷，次入黄丹，更上火缓煎，又三分减一，又停待冷，次下薰陆香一钱，不冷即恐溢沸出，煎候香消尽，次下松脂及蜡，着膏稍稠，即以点缺物上试之，斟酌硬软适中乃罢"，首次记载了具体品种的膏药制法。南齐龚庆宣《刘涓子鬼遗方》中记载了大量膏药处方，如治痈疽金疮的续断生肌膏方："续断，干地黄，细辛，当归，川芎，黄芪，通草，芍药，白芷，牛膝，附子（炮），人参，甘草（炙，各二两），腊月猪脂（四升），上十四味咬咀，诸药纳膏中渍半日，微火煎三上，候白芷色黄，膏即成，敷疮上，日四"，详细记载了其制法及用法，用以治疗痈、疽、疮、疖等病。唐宋时期，膏药在临床得到了广泛应用。唐初的三大医学著作《备急千金要方》《千金翼方》和《外台秘要》记载了许多膏药方，如乌麻膏、曲鱼膏、丹参膏、赤膏、乌头膏等。宋代官修方书《太平圣惠方》总结了唐宋时期治疗疾病的经验，是历代膏药记载最多的一部著作，书中详细记载了各种膏药的制药理论、方法和工艺等，说明当时的膏药已经达到了大范围的应用，在民间也广为流传。明代膏药的应用则更为普遍，李时珍《本草纲目》中详细记载了40多种膏药方剂及其用法，如治疗乳痈的膏药："用丹参、白芷、芍药各二钱，口咬细，醋淹一夜，加猪油半斤，微火煎成膏。去渣，取浓汁敷乳上"；治疗烫伤的膏药："汤火伤溃烂成疮。用麻油四两，煎当归一两至焦黄。去渣留油，加入黄蜡一两，搅成膏。等冷定后，取膏摊贴患处"。陈实功《外科正宗》载有膏药方26张，如"加味太乙膏""乾坤一气膏""琥珀膏"等，并详细记载了膏药的制法与用途。清代是我国中医外治法发展成熟和鼎盛的时期，膏药也已成为普遍的民间用药。吴谦等编著的《医宗金鉴》中记载了包括肿疡敷贴类、祛腐类、生肌类等膏药方共计22张，如万应膏："川乌、草乌、生地、白蔹、白及、象皮、官桂、白芷、当归、赤芍、羌活、苦参、土木鳖、穿山甲、乌药、甘草、独活、玄参、淀粉、大黄（各五钱），上十九味，淀粉在外，用净香油五斤，将药浸入油内。春五夏三，秋七冬十，候日数已足，入洁净大锅内，慢火熬至药枯，浮起为度……治一切痈疽发背，对口诸疮，痰核流注等毒，贴之甚效"。王洪绪《外科全生集》载有膏药方11张，其中"阳和解凝膏"一直为后世医家所用。被后世誉为"外治之宗"的吴尚先撰写的《理瀹骈文》详细介绍了膏药的治病机制、治疗特点、配制方法及应用，促进了膏药的进一步发展。

三、剂型介绍

（一）膏药分类

传统膏药按基质可分为黑膏药、白膏药、松香膏药。黑膏药是以植物油和红丹为基质，白膏药是以植物油和官粉为基质，松香膏药是以松香等为基质，目前临床以黑膏药应用为主，白膏药及松香膏药应用较少。

（二）膏药特点

（1）具有吸收速度快、使用方便、药效持久的特点。

（2）可以避免首过效应及药物对胃肠道的刺激，不良反应少。

（3）疗效显著、适应证广：膏药经皮渗透直接作用于患处，具有消炎止痛、活血化瘀、软坚散结、清热解毒、开窍透骨、祛风散寒等功效，广泛应用于内科、外科、妇科、儿科等疾病，尤其适用于皮肤科、骨科等局部病变和不宜使用口服药物的患者。

四、实施要点

（1）开展临床研究前，需根据既往使用经验，全面考察单次用药量、贴敷部位面积、可容纳药量、膏药厚度、单次贴敷时间、连续贴敷时间、药物刺激性等，制定合理的给药方案，既能达到研究目的，又易于让患者接受，保证试验质量。

（2）使用膏药前先用0.9%氯化钠注射液清洗用药部位，然后用75%乙醇或碘伏进行消毒。对于黑膏药等需要熨烤化开的，建议使用热水箱加热，并对加热时间做出规定，既保证试验的一致性，又保证用药安全，避免烫伤事件发生。加热后，注意不要立即敷贴，撕开膏药后统一晾20~30秒后再进行敷贴。若为了观察不同用药时长的皮肤反应，可把膏药撕成等份小条，在不同时间揭去，观察局部皮肤的变化。膏药揭除时，持膏药边缘慢慢揭脱，再统一用热水清洗。

（3）膏药的基质中含铅，长期使用易在体内蓄积，出现铅中毒。膏药一般用药面积<30cm^2，用药时间建议6个月以内。

（4）肌肉或关节韧带扭伤、挫伤时，一般在伤后12~24小时使用为宜，骨折患者需先复位后再使用。如果患处有皮肤破损，不宜直接贴敷膏药，否则会对局部皮肤造成伤害、吸收过量药物、发生化脓性感染等不良反应。

（5）过敏体质者，不宜贴敷膏药。如果使用后，局部皮肤出现发痒、灼热、刺痛等症状时，说明患者对该药物过敏，应立即停止使用。如清除药物后症状一直不消退，术者应根据实际情况给予处理，必要时可口服或局部涂抹抗过敏药。

第五节 合剂（口服液）

一、定义

合剂系指药材用水或其他溶剂，采用适宜方法提取，经浓缩制成的内服液体剂型。单剂包装者又称"口服液"。

二、历史沿革

中药合剂（口服液）是一类新型中药制剂，在汤剂的基础上改进和发展而来，是近几十年来中药剂型的演化产物。汤剂，古称汤液，俗称汤药，是中药饮片加水煎煮，去渣取汁的液体剂型。相传汤液始于商代，伊尹肇其端，《五十二病方》中已有"水煮药物煎汁"的记载。《灵枢》记载有"半夏汤"，是首次见到"汤"作为剂型出现于方剂名中。秦汉时期是汤剂的发展、成熟期，宋、金、元时期是汤剂的变革期，明清时期是汤剂的发展完善期，近代伴随制剂技术不断更新进步，促使合剂（口服液）在汤剂的基础上演化发展，并广泛应用于临床。早在20世纪50年代，人们将临床常用的小青龙汤、小建中汤等改制成合剂并沿用至今；大约20世纪60年代初将竹沥水等灌封于安瓿瓶中制成口服安瓿剂，应是中药口服液的雏形。随着临床应用日臻成熟以及中药浸提技术的发展，合剂包含了真溶液型、胶体溶液型、乳浊液型、混浊液型等多种分散体系，适合于剂量较大的中药复方药剂制备。20世纪80年代以来中药合剂与口服液的品种不断增加，数量日益增多，使用范围也逐渐扩大，在治疗各种疾病中起到了重要作用。

三、剂型介绍

（一）合剂（口服液）分类

合剂可分为溶液型合剂、混悬型合剂、胶体型合剂、乳剂型合剂。其中，单剂包装者又称"口服液"，属于合剂范畴。四物合剂、蒲地蓝消炎口服液等药物均为临床常用的合剂（口服液）。

（二）合剂（口服液）特点

（1）能综合浸出药材中的多种有效成分，保证制剂的综合疗效，可大量生产，免去煎药步骤，应用简便。

（2）经浓缩工艺，服用量小，且可加入矫味剂，口感好，易为患者接受。

（3）吸收快，生物利用度高，起效迅速。

（4）成品中多加入适宜的防腐剂，并经灭菌处理，密封包装，质量稳定；若单剂量包装，则携带、保存和服用更方便准确。

四、操作要点

（1）合剂（口服液）临床试验实施操作相对容易实现，可以用量杯或注射器来量取或抽取药液，置于固定服药器，保证用药量的准确，并统一操作流程，包括包装瓶内壁药液、服药器内壁的清洗次数与水量及时间等，避免人为误差。

（2）合剂（口服液）按照单次给药量做好包装，选用包装材料要求不宜与药物成分发生化学反应。

（3）合剂（口服液）可能含有少量沉淀，建议摇匀后服用；如果口服液服用剂量超过单支包装，建议提前将药物启封，统一置入容器中，按照要求服用药物；服药前准备好固定量的温水，冲洗药瓶或药杯，并嘱患者饮下。

（4）合剂（口服液）可能含有蔗糖等辅料，糖尿病患者服用时需要注意监测血糖。

第六节　糖浆剂

一、定义

糖浆剂系指含有药物、药材提取物或芳香物质的浓蔗糖水溶液。中药糖浆剂一般含蔗糖量应不低于45%（g/ml）。

二、历史沿革

最早记载糖浆剂的古籍是《备急千金要方》，书中有："姜汁（一升半）、砂糖（五合），右二味煎姜汁减半，纳糖更煎服之（卷十八·大肠腑方·咳嗽第五·通气丸）。"有学者认为此时糖浆剂的出现可能与治疗儿科疾病有关，孙氏在少小疾病治疗中选择了一些小儿乐于服用的剂型，糖浆剂由此而出。书中所使用的砂糖，季羡林认为是蔗糖，故列属于糖浆剂，此为现有中医药文献史上首次见到糖浆剂的记载。《外台秘要》记载使用糖浆剂治疗咳嗽："生地黄汁（三升）、生麦门冬汁（五合）、生姜汁（五合）、白蜜（五合）、酥（五合）、白糖（五合）、杏仁（三合去皮、尖、双仁，熬，捣作膏）煎如糖。一服一匙，日三，稍加至三匙，嗽定则停。"朱丹溪《局方发挥》言："谓之舍利别（糖浆剂）者，皆取时果之液，煎熬如饴而饮之，稠之甚者调以沸汤，南人因名之曰煎……发冒火积，而至久湿热之祸，有不可胜言者"，以上这些都是糖浆剂的雏形。糖浆剂是在传统汤剂、煎膏剂的基础上吸取西药糖浆剂的优点发展起来的，利用蔗糖等辅料的甜味掩盖某些药物的不适气味，易于口服。近年来，已有不少传统方剂改制成糖浆剂，如养阴清肺糖浆源于"养阴清肺汤"，二母宁咳糖浆系由"二母宁咳汤"改制而成，还有人参五味子糖浆，复方百部止咳糖浆等。

三、剂型介绍

（一）糖浆剂分类

糖浆剂根据其组成和用途的不同，可分为以下几类。

1.单糖浆 为蔗糖的近饱和水溶液，其浓度为85%（g/ml）或64.72%（g/g）。不含任何药物，除供制各含药糖浆外，一般供矫味及作为不溶性成分的助悬剂或片剂、丸剂等的黏合剂应用。

2.药用糖浆 为含药物或药材提取物的浓蔗糖水溶液，具有相应药物的治疗作用，如复方百部止咳糖浆，有清肺止咳作用；五味子糖浆，有益气补肾、镇静安神作用。

3.芳香糖浆 为含芳香性物质或果汁的浓蔗糖水溶液。主要用作液体药剂的矫味剂，如橙皮糖浆等。

（二）糖浆剂特点

（1）糖浆剂中的糖和芳香剂（香料）主要作用为矫味，能掩盖某些药物的苦、咸等不适气味，改善口感，故糖浆剂深受儿童欢迎。

（2）中药糖浆剂因含糖等营养成分，在制备和贮藏过程中极易被微生物污染，导致糖浆霉败变质。为防止霉败，生产中除采取防止污染措施外，常加入适宜的防腐剂以阻止或延缓微生物的增殖，使糖浆质量符合卫生学要求。

四、实施要点

（1）服药前需提前准备好固定量的温水，使用量杯或一次性注射器量取规定剂量药物，服药后用准备好的温水冲洗药杯，并嘱患者饮下，量杯、药杯用毕需清洗、晾干。每次给药操作保持一致。切忌瓶口直接与口接触，避免出现瓶口被细菌污染而使糖浆变质及用药量不准。

（2）因药物与蔗糖比重不同，糖浆剂久置后会产生分层现象，导致药物集中在底部而上部药物浓度不够，所以量取药物之前需摇匀。

（3）糖浆剂瓶盖打开后，一般建议一个月内服用完，尤其是芳香类糖浆剂，不建议包装体积过大，以免因开封时间过长影响药效发挥。每次用药完毕将瓶盖拧紧，保存在阴凉、避光、干燥的环境中。

（4）糖浆剂含大量蔗糖，糖尿病患者慎服。

第七节　酒剂

一、定义

酒剂系指饮片用蒸馏酒提取调配而制成的澄清液体制剂。

二、历史沿革

我国的酿酒历史久远，最早见于商代甲骨文中的"鬯其酒"。汉代班固等人所著《白虎通义》解释为"鬯者，以百草之香，郁金合而酿之成为鬯"。可见"鬯其酒"是一种芳香型的药酒，表明在商代已经有酒出现，并且与中医药有着密切的联系。先秦时期的《黄帝内经》和《五十二病方》中也记载了很多酒剂治疗疾病的内容，《黄帝内经》更是对酒剂的制作及功效进行了详细的描述。如《素问·汤液醪醴论》记载："自古圣人作汤液醪糟有以为备耳……邪气时至，服之万全"。醪糟为一种谷物经过酿制而成的酒渣饮料，有医疗保健、强身健体的作用。东汉时期，张仲景在《伤寒杂病论》及《金匮要略》两部著作中论述了酒与药效的关系，如《金匮要略》中提及："妇人六十种风，腹中血气刺痛，红兰花酒主之"。红兰花能行血活血，用酒煎可以增强药效，使气血通畅，则腹痛自止；瓜蒌薤白白酒汤可借酒气引药上行，通阳散结治疗胸痹。隋唐时期，酒剂应用更为广泛。孙思邈的《备急千金要方》是我国现存最早有关药酒的专题论著，书中记载了酒剂的分类、制备及应用，是唐以前论述酒剂的集大成之作，为后世酒剂的发展奠定了基础。其中所收载的酒剂如五加酒、枸杞酒、虎骨酒等广泛传播，不断发展，为历代医家所习用。至明代，李时珍在《本草纲目》中收载了酒剂70余种，广泛应用于内科、外科、骨伤科、妇科、五官科、皮肤科、神经科等，内服外用兼而有之。如《天宝单方》中的白菊花酒："秋八月合花，收暴干，取三大斤以生绢袋盛贮三大斗酒中，经七日服之。治丈夫妇人久患头风眩闷，头发干落，胸中痰壅。"中华人民共和国成立以后，酒剂生产不仅继承了传统制作经验，还引入现代科学技术，过程逐渐标准化，酒剂规范也被《中国药典》收录在册，对一些传统酒剂的配方、制作工艺、质量与卫生要求等做出了明确规定。

三、剂型介绍

（一）酒剂分类

1.按给药方式 可分为内服酒剂与外用酒剂。内服酒剂指口服后起全身治疗或保健作用的酒剂，如木瓜酒、当归酒等。外用酒剂指主要作用于皮肤、穴位、黏膜等处，产生局部药理效应和治疗作用的酒剂，如跌打药酒、正骨药酒等。

2.按药物组成 可分为单味酒剂和复方酒剂，单味酒剂针对性较强，方便选择使用，如枸杞酒、桑椹酒。复方酒剂名目繁多，少的有2~3种，多的可达百余种，其药性繁杂，治疗的针对性较差，而适应证较广，如绍兴大补酒含党参、熟地黄等17味中药，有益气补血之功效。

3.按主治功效 可分为治疗类酒剂和滋补保健类酒剂。治疗类酒剂以治疗某些疾病为主要目的，又可根据其适用范围，分为内科用酒剂、外科用酒剂、妇科用酒剂、骨伤科用酒剂、皮肤科用酒剂、五官科用酒剂等。滋补保健类酒剂使用多种补益类药材，用于养生健体、滋补保健，达到提高免疫力、减缓机体衰老、益寿延年的目的，如补气养血酒、十全大补酒等。

（二）酒剂特点

（1）酒性温，味辛而苦、甘，用酒浸药有散寒温阳、宣通血脉、引药上行的作用，用于治疗风湿骨痛、跌打损伤、中风偏瘫等有很好的疗效。

（2）酒是一种良好的溶剂，可以很好地提取药物中的有效成分，充分发挥疗效。

（3）酒剂有杀菌防腐作用，易于保存。

（4）酒剂可以缓和药性，降低药物的毒副作用。

四、实施要点

（1）因乙醇可能产生一些不良反应，开展临床研究时应严格注意纳入、排除标准，试验开始前需对患者的酒量大小、是否乙醇过敏等情况进行评估，凡对乙醇过敏者，或患肝病、糖尿病、高血压、冠心病、中风、骨折者都不宜纳入研究，避免对身体产生损害或加重病情。

（2）服用酒剂时应从小剂量开始，逐渐过渡到需要服用的量，并对初始剂量、过渡时间、过渡方案做出明确规定，保证试验的一致性。一般每日2~3次，每次10~30ml，可根据病情、药物性质、药物剂量和酒剂的乙醇浓度做适当调整。在饮用过程中，应病愈即止，不宜长期服用，避免出现乙醇依赖和对身体造成损害。

（3）酒剂中含有乙醇，可能会与一些药物发生协同抑制作用，因此，临床研究开展前应当向患者做好宣教；在研究过程中，如果患者出现不适，应及时与术者联系，确定是否可以使用合并药物，必须合并用药的，应避免与以下药物联合使用。

①巴比妥类中枢抑制剂如氯丙嗪、异丙嗪、地西泮、氯氮卓和抗过敏药物马来酸氯苯那敏、赛庚啶、苯海拉明等与酒剂同用，对中枢神经有协同抑制作用。

②降压药和利尿药如胍乙啶、肼苯达嗪、帕吉林与酒剂联用会引起血压下降、恶心、胸闷、呕吐、呼吸困难，有时甚至会出现高血压危象。

③服用硝酸甘油的患者，大量饮用酒剂，会引起肠胃不适、血压下降，甚至会发生晕厥。

④磺胺类药物与酒剂同用，会增强乙醇的精神毒性。

⑤头孢类抗菌药与酒剂同用会产生"双硫仑样反应"。

⑥服用降糖药物时饮用酒剂，可加强降糖药作用，导致低血糖。

第八节　茶剂

一、定义

茶剂系指饮片或提取物（液）与茶叶或其他辅料混合制成的内服制剂。

二、历史沿革

我国是茶文化的发源地，具有上千年的饮茶历史，并且很早就开始使用茶治疗疾病。汉代司马相如《凡将篇》有最早把茶作为药物的文字记载："乌啄，桔梗，芫华，款冬，贝母，木檗，蒌，芩草，芍药，桂，漏芦，蜚廉，雚菌，荈诧，白敛，白芷，菖蒲，芒硝，莞椒，茱萸"，"荈诧"即指茶叶，被列为20种药物之一。三国时期魏人张揖所作《广雅》阐述了茶叶与葱、姜、橘子一起煮制成的茶，具有醒酒、提神、令人不眠的功效，"饼茶捣末，置瓷器中，以汤浇覆之，用葱、姜、橘子芼之。其饮醒酒，令人不眠。"文中包含药物配伍、服法及功效，已属于方剂范畴。晋唐时期，饮茶之风日益盛行，茶叶逐渐走入寻常百姓家，对人们的生活产生了深远影响，茶剂的发展也始于这个时期。唐代《新修本草》作为中国第一部官修药典，首次将茶以"茗、苦茶"为名正式收录，详述了茶的功效与用法，有在茶内添加茱萸等中药以消食化积的记载："主下气，消宿食，作饮加茱萸、葱、姜等"，为茶剂的雏形。《备急千金要方》也有茶剂的记载，用乌梅丸"为末，蜜丸，空心煎细茶下三十丸，日二服，老少孩童量力通用无所忌"，主治"寒热劳疟久不瘥，形体羸瘦，痰结胸膛，食饮减少，或因行远，久经劳役，患之积年不瘥"。随着宋朝茶文化的鼎盛，茶剂也开始快速发展。《太平圣惠方》首次提出了"药茶"的概念，并作为正规剂型编入国家级医学文献中。此外，《太平惠民和剂局方》与《圣济总录》也记录了大量的药茶方剂，其中《太平惠民和剂局方》56首，《圣济总录》391首。至明清时期，茶剂的发展已逐渐成熟。明代《普济方》中记录了茶剂专篇，包含茶剂1500余首；李时珍在《本草纲目》中对茶进行了系统性总结，指出："茶苦而寒，阴中之阴，沉也，降也，最能降火……温饮则火因寒气而下降，热饮则茶借火气而升散，又兼解酒食之毒，使人神思爽，不昏不睡，此茶之功也"。清代的《医宗金鉴》集合了历代医书之精华，载有药茶方剂62首。

三、剂型介绍

（一）茶剂分类

1.按使用方法　可分为袋装茶和茶块。袋装茶又包括：直接将药物粉碎成颗粒或粉末状冲剂，如健胃茶冲剂；先将药物做成提取物，再加工成颗粒或粉末状，如银杏茶。茶块系指用模具或机器将药物颗粒或软材压成一定形状的剂型。

2.按临床应用 可分为保健类茶、治疗类茶，前者如灵芝茶，后者如清感饮等。

（二）茶剂特点

1.服用方便 袋装茶剂可以直接用水冲泡，茶块用时打碎，以沸水冲服。相比汤剂，不需要长时间煎煮，便于携带，服用简便。

2.生物利用度高 茶剂药材粒度小，有利于水对药材的浸润、溶解和扩散，提高了有效成分的溶出量，既能防止有效成分挥发或酶解，又可使有效成分充分溶出。

3.应用广泛 茶剂可用于治疗呼吸系统、消化系统、心血管系统、泌尿生殖系统、内分泌系统等疾病，效果良好，且安全可靠。

4.价格适中 茶剂与其他剂型相比较，制作时不需要加糖、蜜、色素、防腐剂、抗氧化剂等辅料，与水煎剂一样是"纯天然药物"，既保存了汤剂的优点，又便于服用，且价格适中。

四、实施要点

（1）茶剂宜用开水冲泡，即冲即饮。试验实施中，需对茶剂的用量、冲水量、水温、浸泡时间等做出统一规定。一般来说，袋装茶剂服用量为一次一袋；茶块则需使用万分之一天平进行称量，称量时须注意茶块切割后，静置一段时间再行称量，以免切割后的茶块粉末影响准确性。

（2）需每天多次服药的茶剂，建议最后一次给药不宜过晚，因茶剂中含有咖啡因，易使人体过度兴奋，造成睡眠障碍，摄入过多咖啡因对心血管系统、神经系统等也会造成不良影响。

（3）茶剂不能与化学药品同时服用。茶剂中含有的茶叶或其他中药成分易与化学药品中某些成分发生相互作用，产生不良反应，影响身体健康和疗效。同时，服用茶剂期间，要避免食用油腻、辛辣的食物。

第九节 露剂

一、定义

露剂系指含挥发性成分的饮片用水蒸气蒸馏法制成的芳香水剂。

二、历史沿革

露剂作为中药的一种传统剂型，制法由中外交流传入我国。相较于传统中药汤剂，露剂更有芳香轻灵、行气更佳、凉润养阴、不败脾胃等特点。露剂最早记载于清代郭佩兰的《本草汇》，其记录了用蒸馏法生产的金银花露、藿香露等药品。此后，以药蒸露的思想广泛流传，医家对露剂也有了独特理解与灵活运用。医药学家赵学敏所著的《本草纲目拾遗》论述了露剂的制备方法："以甑蒸取，由药中蒸出滴下之气水，即是药露。其质轻，色淡，取其清冽之气，不似汤剂有腻滞肠膈之弊"。清代温病大家王孟英对露剂的使用有独到的认识与丰富的经验，如在《王氏医案续编卷一》中记载，王孟英用荷花露、辰砂六一散、石膏、知母、西洋参、竹叶等治疗小儿发热肢搐："陈姓小儿发热肢搐，幼科予惊风药，遂神昏气促，汗出无溺，孟英视之暑也，令取蕉叶铺于泥地，予儿卧焉，投以辰砂六一散，加石膏、知母、西洋参、竹叶、荷花露，一剂而瘳"。荷花露鲜泻以解暑息风，香泽以入心凉营，与诸药相配，最为合适；《王氏医案续编卷一》中还记载了王孟英用藕汁、芦根汁、梨汁、生姜汁，和入蔷薇露、枇杷叶露、香橼露治疗妊娠妇人疟疾瘥后呕吐，取露剂之芳香行气之效，祛其浊气，调其气机；在《王氏医案续编》中，王孟英用补中益气大料蒸露代水煎药治疗"气液两竭，热毒逗留"之患者："是则可也，以白头翁汤加银花、绿豆、归身、白芍、陈米、芦根、兰叶、藕为剂，而以补中益气大料蒸露代水煎药，服后焦苔渐退，粪色亦正"，以补中益气大料蒸露，滋润而质轻，补而不滞。可见露剂在上既可宣通肺气，又因其芳香之气直入心包，可开心包气机之郁闷；在中取露剂芳香化湿、醒脾之功；对于正气大伤又有邪气内阻、虚不受补之人，取药物蒸露，可起补而不滞之用。

三、剂型介绍

（一）露剂分类

根据药材来源、药用部位的不同，露剂通常可分为以下几种。

花露：如金银花、桂花、玫瑰花、菊花、荷花等制成的露剂。

果露：如以佛手、香橼、丁香、花椒等制成的露剂。

叶露：以桑叶、枇杷叶等制成的露剂。

草露：如以薄荷、石斛、夏枯草、藿香等制成的露剂。

皮露：如以地骨皮、五加皮等制成的露剂。

（二）露剂特点

（1）露剂中的药物，是以分子或微粒状态分散在介质中，故与其他液体药剂相比，能最大限度地保留原生药的性味特征。

（2）露剂吸收快，生物利用度高，能迅速发挥药效。

（3）可减少某些药物的苦涩异味和对胃肠道的刺激，改善口感。

（4）既可内服，又可外用，服用剂量小，适宜于儿童及老年人。

（5）露剂一般呈半无菌或无菌状态密封，质量稳定，携带方便，易保存。

四、实施要点

（1）露剂试验操作实施时，可参照合剂，用固定容积如5ml、10ml、50ml注射器或配置的带刻度容器来取用每次所需药液，置于固定服药器内，保证用药量的准确，并统一操作流程，包括包装瓶内壁药液、服药器内壁的清洗次数、水量及时间等，避免人为误差，保证所有患者的操作一致性。

（2）服用露剂时饮食宜清淡，过敏体质者慎用，若服用后出现皮疹等过敏症状，应及时就诊。

（3）糖尿病患者应选择无糖型露剂，以免出现血糖波动。

第十节　胶剂

一、定义

胶剂系指用动物皮、骨、甲、角等为原料，以水煎取胶质，浓缩成稠胶状，经干燥后制成的固体块状内服剂型，其主要成分为动物胶原蛋白及其水解产物，含多种微量元素。制备时加入一定量的糖、油、黄酒等辅料，一般切制成长方块或小方块。

二、历史沿革

我国应用胶剂治疗疾病历史悠久，早在《五十二病方》中就有"以水一斗煮葵种一斗，浚取其汁，以其汁煮胶一梃半，为汁一参"的记载，即用葵种汁煮胶治疗癃病。书中记载了很多天然药物制剂，即利用自然界常见的某种药物，不加炮制或稍作加工后直接使用，为早期人们对天然药物的一种原生态使用方法。书中记载的胶剂是将动物皮、骨、甲或角等用水煎取胶质，浓缩成稠胶状，经干燥后制成的固体块状内服制剂。先秦有"鹿胶青白、马胶赤白、牛胶火赤、鼠胶黑、鱼胶饵、犀胶黄"之说，表明早期药用胶的多样化。汉代《神农本草经》中记载："白胶味甘平。主伤中劳绝……一名鹿角胶。名医曰：生云中，煮鹿角作之。……阿胶味甘平。主心腹……一名傅致胶。"文中根据制胶原料的不同，分为用鹿角制成的白胶（鹿角胶）和阿胶（傅致胶）两种中药胶，但并未指明阿胶的原材料。东汉时期的张仲景是第一位把胶（阿胶）加入复方中治疗疾病的医家，《伤寒论》中的经典名方如炙甘草汤、黄连阿胶汤、猪肤汤等，以及《金匮要略》中的白头翁加甘草阿胶汤、胶姜汤、胶艾汤等，这些方剂均具有良好的临床疗效，适用于治疗内科、妇科及血液科方面的疾病。魏晋南北朝至唐宋时期涌现了大量的医学著作，如《齐民要术》《肘后备急方》《雷公炮炙论》《备急千金要方》《外台秘要》等均有胶剂的记载。如北魏贾思勰的《齐民要术》中详细介绍了制胶工艺"煮胶法"。《肘后备急方》记载"又方，大青四两，甘草、胶各二两，豉八合，以水一斗，煮二物，取三升半，去滓。乃内胶，分作四服，尽又合"。《小品方》记载"右二味，以水九升，煮豆令熟，取汁，内胶令烊，一服五合"。《集验方》记载"右三味，先以酒半升令沸，下胶、蜡合烊，乃内黄连末，顿服之"。南北朝的《名医别录》指出阿胶由牛皮制成。《雷公炮炙论》中详细记载了作为药物单独存在的各种胶剂，如阿胶、鹿角胶等，同时介绍了炮制方法。《备急千金要方》有载："大猪蹄一具，净治如食法，以水二升，清浆水一升不渝，釜中煮成胶，以洗手面"。宋以后，关于胶剂的方书基本上继承了前代的特点，胶剂单独作为剂型存在的记载较少，有关医书都是将胶剂作为中药药物记载，或是加入其他剂型中使用。在明代李时珍的《本草纲目》中，牛皮胶和驴皮胶得以完全分清，书中记载了以牛皮为原料的是黄明胶，以驴皮为原料的则是阿胶。在近现代胶剂的发展中,《中药成药配制经验介绍》一书中,较早记载了"胶剂"一词,后续著作多有沿用和发展。

三、剂型介绍

(一)胶剂分类

胶剂既属于中药材范畴,又属于成药制剂范畴,临床常用的有阿胶、鹿角胶等。常用的胶剂,按其原料来源不同,大致可分为以下几类。

1.**皮胶类**　系以动物皮为原料经提取浓缩制成。现今将用驴皮制成的胶称为阿胶,牛皮制成的胶称黄明胶,猪皮制成的胶称新阿胶。新阿胶是20世纪70年代因驴皮紧缺,阿胶在供不应求的情况下研制投产的。

2.**角胶类**　主要是指鹿角胶,其原料为马鹿或梅花鹿已骨化的角。鹿角胶呈黄棕色或红棕色,半透明,有的上部有黄白色泡沫层。

3.**骨胶类**　系用动物的骨骼提取浓缩制成,有豹骨胶、狗骨胶及鱼骨胶等。

4.**甲胶类**　系用龟科动物乌龟的背甲及腹甲或鳖科动物鳖的背甲为原料,经提取浓缩制成,前者称为龟甲胶,后者称为鳖甲胶。

5.**其他胶类**　凡含有蛋白质的动物药材,经水煎提取浓缩,一般均可制成胶剂。例如,霞天胶是以牛肉制成;龟鹿二仙胶是以龟甲和鹿角为原料,经提取浓缩而制成的混合胶剂,也可用龟甲胶和鹿角胶混合制作。

(二)胶剂特点

胶类制剂主要来源于动物机体各部分,均含有多种氨基酸,部分胶剂含有人体必需氨基酸,如赖氨酸、苏氨酸、亮氨酸等,从营养学的角度来看，胶剂能补充人体氨基酸、蛋白质的不足，是理想的天然补品。由于原料的不同，胶剂所含氨基酸的种类、含量及比例不尽相同，有的以温补肾阳为主，如角胶；有的以滋阴退热为主，如甲胶；有的以补血止血为主，如皮胶；有的以祛风湿、强筋骨为主，如骨胶。因此，在应用胶类作为补品或治疗疾病时，应因体质或病情，选择相适宜的品种，辨证用药才能达到防病、治病的目的。

四、实施要点

（1）胶剂多需烊化后方可服用，需向患者做烊化方法宣教，尽可能保证服药方法的一致性。

（2）胶剂大多属于滋补制品，对于需要从小剂量逐渐过渡至正常服药量的药物，需制定相应的过渡给药方案（起始剂量、给药频次、过渡期限等），过渡时期不宜太长。

（3）对于寒热性质不同的胶剂，在制定纳入、排除标准时应重点考虑，避免患者因服用试验药物出现一些不必要的不良反应。例如：阿胶滋腻碍胃，有碍脾胃消化，证属脾胃虚弱者应慎服，且在服用阿胶期间还需忌口萝卜、大蒜、浓茶等。鹿角胶为助阳之品，虽有温润的特点，但久用或应用不当常会导致阳升风动，易伤阴动血，故阴虚阳亢、血分有热、胃火炽盛及外感热病者均应忌用。龟甲胶和鳖甲胶药性阴寒至极，善消阳气，凡脾胃寒湿、阳虚假热者忌服。

第十一节　栓剂

一、定义

栓剂系指原料药物与适宜基质等制成供腔道给药的固体制剂。

二、历史沿革

栓剂古称坐药或塞药，历史悠久，早在公元前1550年埃及《伊伯氏纸草本》中就有栓剂的记载。我国最早记录栓剂的是马王堆汉墓出土的《养生方》和《杂疗方》，分别记载了3种和6种阴道栓。东汉张仲景在《金匮要略》中记载了蛇床子散治疗妇人阴寒："温阴中坐药，蛇床子仁末之，以白粉（即铅粉）少许，和令相得，如枣大，绵裹内之，自然温"。在《伤寒论》中也有蜜煎导方的记载："上一味，于铜器内，微火煎，当须凝如饴状，搅之勿令焦著，欲可丸，并手捻作挺，令头锐，大如指，长二寸许，当热时急作，冷则鞕，以内谷道中"。所谓"蜜煎导方"，就是用蜂蜜为原料，经过煎炼，制成栓剂，纳入肛内，发挥通便的作用。书中详细记述了其制备方法，这是继马王堆汉墓医书以来，首次见到肛门栓的记载，且记述之详细，是前书所未及。晋代葛洪《肘后备急方》记载有半夏和水为丸制成的鼻用栓剂和巴豆鹅脂制成的耳用栓剂等。此后，《备急千金要方》《证治准绳》中亦有明确记载栓剂的处方及应用，如《备急千金要方》中治五痔及脱肛方："槐白皮，猪脂，漆子，桃仁，巴豆，薰草，辛夷，甘草，白芷，野葛，上十味，咀，煎三上三下，去滓，以绵沾膏塞孔中，日四五过，虫死瘥，止痒痛大佳。"明代李时珍在《本草纲目》中记载了耳栓、鼻栓、肛门栓、阴道栓、尿道栓等，使栓剂的用途有了一定拓展。清代，栓剂的临床应用更加广泛，《医宗金鉴·妇科心法要诀》中记载："用蛇床子、吴茱萸、远志、干姜等份为末，绵裹纳阴中治妇人阴冷、寒湿带下作痒"；《理瀹骈文》中收载了5张栓剂方，分别用于治疗阴痒、阴痛、转胞、带下、闭经及干血痨等病证。近些年来随着药剂学的发展，大量新型栓剂逐渐涌现，基本都取得了良好的临床效果。

三、剂型介绍

（一）栓剂分类

1.按给药途径　可分为肛门栓、阴道栓、尿道栓、鼻栓、耳栓等，其中以肛门栓和阴道栓最为常用。肛门栓常见的有圆锥形、圆柱形、鱼雷形等，成人使用的栓剂一般重约2g，长度为3~4cm；儿童用栓剂重约1g，根据年龄酌减；阴道栓形状主要有球形、卵形、鸭嘴形、圆锥形等，每颗栓重2~5g，直径1.5~2.5cm。

2.按制备工艺　可分为双层栓、中空栓、微囊栓、泡腾栓、海绵栓、渗透泵栓、凝胶栓。

双层栓一般分为内外双层和上下双层。这两层分布有不同理化性质的药物，可以达到两种不同药物先后释放的目的，还可以降低药物之间的相互作用，提高生物利用度，减少毒副作用。

中空栓由外壳和内容物两部分组成。外壳一般为油脂性基质，中空部分可填充液体或固体药物，放入人体后外壳基质迅速熔融破裂，使药物一次性释放，达到快速释药的目的。

微囊栓是先将药物微囊化，再与栓剂基质混合制成的栓剂。微囊栓具有栓剂和微囊的双重优势，与普通栓剂相比，具有缓释、毒副作用低、血药浓度稳定、维持时间长等优点。

泡腾栓是在栓剂中加入发泡剂，使用时产生泡腾作用，加速药物的释放，增加药物与病变部位的接触面积，从而更好地发挥疗效。

海绵栓系指海绵状栓剂，一般为阴道用药。常用基质为明胶，所制得的栓剂在体内可以被酶解吸收，使用方便，可持久分散于腔道黏膜表面，避免因基质熔化而流失的不足，药效维持时间长。

渗透泵栓是利用渗透压原理，由微孔膜、渗透压产生剂、半透膜及药物组成。将其纳入体内后，水分进入栓剂产生渗透压，压迫储药库使药液透过半透膜上的小孔释放出来，可在一定时间内保持血药浓度稳定。

凝胶栓是利用具有亲水性、生物黏附性和生物学惰性的乙烯氧化物为药物载体制成的栓剂。遇水后吸水膨胀，变得柔软弹性，且可以长时间附着在黏膜表面，延长药物的停留和释放时间，促进药物的吸收，提高药物的生物利用度。

（二）栓剂特点

（1）药物不经过胃肠道，避免因受胃肠道pH的影响和酶的破坏而失去活性，也可使胃免受药物的刺激。

（2）药物不经过肝脏，直接由直肠静脉和淋巴系统吸收，避免肝脏对药物的首过效应，还可减少药物对肝脏的毒副作用。

（3）栓剂的作用时间比一般的口服剂型长，有延长药效作用。

（4）适用于不能或不愿口服给药的患者，例如婴幼儿及呕吐患者。

四、实施要点

（1）栓剂在黏膜局部溶解，药物成分迅速被吸收，需要充分考察栓剂溶解后对局部黏膜的刺激性、给药部位黏膜面积及其可容纳药量、药物被黏膜充分吸收的时间等，制定合理统一的给药方案，保证试验的一致性。

（2）试验前首先检查栓剂状态，若出现软化、变形时，原则上不能再用于临床研究。患者使用时，如在保质期内，可以将原包装浸于20℃以下的冷水中，或置于专用冷藏柜内15~20分钟，待其凝固后使用。

（3）栓剂给药体位一般建议取仰卧位或侧卧位，并保持一定时间。为保证试验操作一致性，应由经过培训的专职人员统一给药，在条件允许的情况下，可以选择每晚睡前使用，有利于药物的充分吸收。居家用药的患者则需经过专业培训并通过培训效果进行评价。

（4）阴道分泌物多的患者，使用栓剂前应先用清水冲洗阴道，减少分泌物，提高药效。阴道栓使用时需置入阴道深处，患者取仰卧位，屈曲膝关节，膝盖朝上，并嘱患者在规定时间内不能进行阴道冲洗，必要时可使用阴道送药器。

（5）肛门栓剂试验前应嘱患者排空大便，尽量保持给药后4小时内不排便，以全面评价药物。在使用肛门栓剂时先剥去栓剂周围的外膜，同时让患者取侧卧位，屈髋屈膝，大腿紧贴腹部。置入前，嘱患者放松肛门，将肛门栓的尖端插入肛门，用手指缓缓推进，若遇阻力，可稍微调整方向，深度为距离肛门口3~4cm（小儿2cm），置入后合拢双腿，保持侧卧姿势20~30分钟，防止栓剂被挤出。

（6）腔道外若有伤口或出现腹泻等情况，不宜使用肛门栓。退热类栓剂不宜与口服退热药一同使用，避免用药重复导致剂量过大。

第十二节　灌肠剂

一、定义

灌肠剂系指经肛门灌入直肠使用的液体药剂。

二、历史沿革

中药保留灌肠，属中医治法中"导法"范畴，最早载于马王堆汉墓出土的《五十二病方》。东汉张仲景在《伤寒杂病论》中记载了有关"蜜煎导"的相关论述："阳明病，自汗出，若发汗，小便自利者，此为津液内竭，虽硬不可攻之，当须自欲大便，宜蜜煎导而通之。"将导法应用于津枯便结的阳明病患者，并提出了猪胆导法"又大猪胆一枚，泻汁，和少许法醋，以灌谷道内，如一食顷，当大便出宿食恶物，甚效"，被后世广泛应用。《备急千金要方》记载"又方，羊胆二枚和酱汁于下部灌之。猪脂亦佳"。唐代王焘在《外台秘要》中用内服承气汤合导法治疗燥屎、错语、热盛等患者。《集验方》记载"右二味，和暖灌下部，少间即下脓，日一度，再灌之，即止"。宋代许叔微《伤寒九十论》中进一步发展了导法的用量和频率："阳明自汗，小便利者，为津液内竭，呈坚不可攻，宜蜜兑导之。作三剂，三易之。先下燥粪，次泄溏，已而汗解。"元代朱震亨的《丹溪心法》中有载："凡诸秘服药不通或兼他证，又或老弱虚极不可用药者，用蜜熬入皂角米少许，作兑以导之。"探讨了不同证型患者的导法辨证思路。至清代，钱潢和汪琥详细描述了导法的具体操作，《伤寒溯源集》中云："猪胆导法，极大猪胆一枚，用芦管三寸余通之，磨光一头，以便插入谷道。用尖锋刀，刺开胆口，以管插入胆中，用线扎定管口，抹油，入谷道……少顷大便即出"；《伤寒论辩证广注》中云："猪胆汁方，不用醋，以小竹管插入胆口留一头，用油润，内入谷道中，以手将管捻之，其汁自入内"。此外，敦煌遗书医学卷、藏医名著《四部医典》，以及《世医得效方》《证治准绳》《医宗金鉴》《理瀹骈文》等都有中药灌肠类似记载。由此可见，古代医家已经通过大量实践检验了灌肠疗法的功效。时至今日，中药灌肠的适用范围已经遍及内、外、妇、儿各科。

三、剂型介绍

（一）灌肠剂分类

按用药目的灌肠剂可分为以下3类。

1.泻下灌肠剂 以清除粪便、降低肠压，使肠道恢复正常功能为目的而使用的液体药剂。

2.含药灌肠剂 指在直肠起局部作用或吸收后发挥全身作用的液体药剂。该制剂在局部起收敛作用，吸收后则产生兴奋或镇静作用。在胃内易破坏，对胃有刺激性，或因患者恶心呕吐不能口服给药的药物，可选择灌肠给药。中药微型灌肠剂是近年来出现的新剂型，它是将中药复方经提取纯化制成一定浓度的供灌入、滴入直肠内的水性液体药剂，如用于治疗慢性盆腔炎的化瘀散结灌肠液、红虎灌肠液，用于治疗肾衰竭的肾衰康灌肠液等。

3.营养灌肠剂 系指患者不能经口服摄取营养而应用的含有营养成分的液体药剂。这类制剂须在直肠保留较长时间以利于药物吸收，可以是溶液剂，也可以是乳剂。

（二）灌肠剂特点

（1）灌肠剂为直肠给药剂型，直肠周围具有丰富的动脉、静脉、淋巴丛，构成静脉微循环网络，供血充足，回血流畅，吸收功能强。直肠给药后，药物混合于直肠分泌液中，透过肠黏膜被吸收，大部分药物不经过肝脏，直接进入血液循环而避免肝脏的首过作用，同时不经过胃和小肠，避免了酸、碱、消化液和消化酶对药物的影响和破坏，也避免了口服药物对胃的刺激性。

（2）灌肠剂相对于口服给药吸收快、生物利用度高，尤其适合于昏迷患者、婴幼儿及口服用药困难者。与注射剂相比，中药微型灌肠剂剂量小（每次用量≤5ml），显效快，使用方便。由于中药复方成分复杂，难以配制符合注射剂质量要求的高浓度溶液，而灌肠剂质量要求相对较低；肠道是一层生理保护屏障，药物在肠道黏膜选择性地吸收，用药安全，也避免了注射疼痛的缺点。

（3）灌肠剂是中医急症治疗的途径之一，可用于高热昏迷、休克、癫痫惊厥、急性肺炎、尿毒症、流行性出血热等急症的治疗，具有高效、速效、安全、方便等优点。同时也可用于治疗哮喘、直肠炎、结肠炎、盆腔炎、泌尿系统炎症等多种慢性疾病。

四、实施要点

（1）灌肠操作一般在医院进行，提前规划好施术场地、施术体位、施术用药的准备、灌肠工具及方法（人工、机器）等工作，建议制定相关标准操作规程（SOP），用于统一培训研究人员。

（2）术者建议固定1~2人，提前进行培训。

（3）使用灌肠剂前，一般让患者先排便并经清洁灌肠后再给药。患者取头低、臀高、左侧卧位，术者用已消毒的肛管或肛注器涂上适量液状石蜡以润滑，旋转插入肛门，固定，插入深度根据治疗要求而定，微型灌肠剂为2~4cm。保留灌肠应在2小时以上，点滴保留时间需8~15小时。住院患者以下午灌肠为好，药液输完卧位休息30分钟，以利药物潴留吸收。

（4）灌肠液温度应接近体温，一般控制在38~40℃；毒性大、刺激性强的药物不宜制成灌肠剂；掌握好药液浓度和灌入量，并避免将气体注入直肠；灌肠后注意观察排泄物，如发现异常，立即将排泄物送检。

（5）灌肠剂对肛门、直肠、结肠术后大便失禁、严重痔疮、瘘管、肛裂患者禁用或慎用；妇女经期和产褥期禁用。

第十三节　洗剂

一、定义

洗剂系指用于清洗无破损皮肤或腔道的液体制剂。

二、历史沿革

洗剂为中医传统剂型之一，早在汉代《五十二病方》中就有中药熏洗的记载，《黄帝内经》中也有"其有邪者，渍形以为汗"

的说法，其"渍形"就是用洗剂治疗疾病的方法，这是利用热汤沐浴发汗祛邪的先例；书中还记载了用椒、姜、桂和酒煮熏洗治疗关节肿胀、疼痛、屈伸不利等痹证。晋末外科专著《刘涓子鬼遗方》中也有洗剂的记载，如猪蹄汤洗方："猪蹄（一具，治如食法），白蔹（二两），白芷（二两），黄连（一两），野狼牙（二两），芍药（二两），黄芩、独活、大黄（各一两），上九味以水三斗，煮猪蹄一斗五升，去蹄内诸药煮，煮五升洗疮，日四次，甚良。"唐代的《备急千金要方》《外台秘要》记载了大量洗剂方药，如增白悦颜的澡豆方；生发乌发的治秃方；治疗小儿伤寒的雷丸汤、莽草汤；治疗小儿身热的青木香汤、李叶汤；治疗风瘙痒疹的苦参汤和治疗头风的风头沐汤等。《备急千金要方》中还载有许胤宗治柳太后中风不语，用大剂黄芪防风汤熏蒸而苏醒的案例："时柳太后病风不言，名医治皆不愈，脉益沉而噤。胤宗曰：'口不可下药，宜以汤气薰之。令药入腠理，周理即差。'乃造黄芪防风汤数十斛，置于床下，气如烟雾，其夜便得语"，充分显示了洗剂在急救中的作用。到了明代，陈实功所著的《外科正宗》总结了前代医家的成就，对肛肠病以痔疮、脏毒立论，全面提出了用洗剂治疗痔疮的方法，说明洗剂已成为当时中医外科的重要治疗手段之一。《外科启玄明·疮疡宜溻浴洗论》云："凡治疮肿，初起一二日之间，宜药煎汤洗浴熏蒸，不过取其开通腠理，血脉调和，使无凝滞之意，免其痛苦，亦清毒耳。"清代《医宗金鉴》中记载的海桐皮汤作为伤科常用的洗剂，具有活血通络止痛、祛风散寒除湿的功效，对于膝关节骨性关节炎的治疗具有良好效果。

三、剂型介绍

（一）洗剂分类

洗剂按液体类型可分为溶液型、混悬型、乳剂型、混合型，其中以混悬型为多。混悬型洗剂中的水分和乙醇在皮肤上蒸发，有冷却和收缩血管的作用，能减轻急性炎症。混悬型洗剂中常加入甘油和助悬剂，当分散剂蒸发后可形成保护膜，保护皮肤免受刺激，如复方水杨酸洗剂、复方硫黄洗剂等。

（二）洗剂特点

（1）通过皮肤给药，皮肤真皮层含有丰富的毛细血管，药物更容易吸收。

（2）洗剂没有胃肠及肝脏对药物的分解和破坏作用，药物直接进入血液循环到达全身各部，提高了其生物利用度，减少了不良反应的发生。

（3）洗剂操作方便，质量稳定，经济实用。

四、实施要点

（1）操作实施前，检查洗剂的外包装及生产日期、有效期。洗剂一般需要稀释后熏洗、冲洗患处，使用量杯量取药物后，按照稀释比例取固定量温水，充分搅拌均匀；置于专用药物贮存器或配备容器中，专人专用，避免交叉。用药部位需提前确定，做好标识。使用前一般用温水毛巾擦拭皮肤进行清洁，待皮肤表面干燥后，进行用药，使用时应避开皮肤黏膜破损处。试验前应当对药液温度、药液量、用药次数、操作时间等作统一规定。

（2）如果试验用药为水煎剂，为了尽最大可能减少煎药方法及人员操作可能带来的误差，建议采用医院全自动煎药机煎药，每剂水煎400ml，分两袋包装（每袋规格200ml）。

（3）对于手术、瘫痪、过敏体质患者不建议使用洗剂，如有特殊需要，应严格遵守术者指导。

（4）急性传染性疾病、出血性疾病、危重外科疾病、高血压患者血压不稳或血压偏高时、严重心肺疾病患者等禁止使用洗剂。

（5）使用洗剂前应清洗患部，若局部存在破损，应停止使用洗剂。

（6）使用洗剂部位如出现瘙痒、刺痛感、烧灼感、干燥性红斑、脱屑等，术者应根据具体情况给予处理，必要时可使用抗过敏药物。

第十四节　气雾剂

一、定义

气雾剂系指药材提取物或药物细粉与适宜的抛射剂装在具有特制阀门系统的耐压严封容器中，使用时借助抛射剂的压力将内容物呈细雾状或其他形态喷出的剂型。

二、历史沿革

古代用莨菪加热水置于瓶中，以其气雾治疗牙虫；胡荽加水煮沸，用其香气治疗痘疹等，均为气雾剂的雏形。古代医家虽然没有明确提出气雾剂这种剂型，但在很多文献记载中可以找到类似于气雾剂的中药制剂原型。我国现存最早的医方书《五十二病方》中共收载15种剂型，其中就包括熏剂，如"取秋竹者（煮）之，而以气熏其痔，已"。唐代著名医家孙思邈所著的《备急千金要方》首次记载吸入烟剂用于治疗咳嗽："烂青布广四寸，布上布艾，艾上布青矾末，矾上布少熏黄末，又布少盐，又布少豉末，急卷之烧令着，内燥罐中，以纸蒙头，便作一小孔，口吸取烟，细细咽之，以吐为度。若心胸闷时，略歇烟尽止。日一二用，用三卷不尽，瘥"。在《备急千金要方》中散剂的数量占第二位，其中吸散的应用别具特色，这是一种研作细末吸入的剂型，如治寒冷咳嗽、上气胸满唾脓血的钟乳七星散，是以小筒吸取酒送。《苏沈良方》记载"地龙、谷精草为末，同乳香火饼上燃，以纸筒笼烟鼻，闻之即瘥"。明代著名医药家李时珍所著《本草纲目》也记载了烟熏法。可见古代医家已经尝试用蒸气剂、烟熏剂、吸散剂等熏吸疗法治疗各种疾病，这些剂型的特点和功效类似现在的气雾剂，有一些方法至今仍在使用。国内于20世纪60年代开始研制气雾剂，主要是用于心绞痛、哮喘、上呼吸道感染等疾病的治疗，中药气雾剂改变了中药制剂只能治疗慢性疾病的传统观点。近几十年来，随着药剂学发展和制剂工艺进步，气雾剂的制备工艺也多样化，在定量吸入、全身治疗等方面的研究逐渐深入，以速效、高效为特色，在治疗呼吸系统、心血管系统、外科出血、烧伤等方面发挥了重要作用。例如华山参气雾剂用于止咳平喘，起效时间短，完全平喘时间和哮喘音消失时间均短于片剂；宽胸气雾剂用于心绞痛急性发作；外用气雾剂减轻了患者频繁换药的痛苦。此外，气雾剂也是腔道给药治疗疾病的理想剂型，如分别用于治疗鼻炎和中耳炎的鼻炎气雾剂、耳用气雾剂，在定量给药的同时，能在鼻黏膜和耳道内表面形成药物薄膜，利于药效发挥。

三、剂型介绍

（一）气雾剂分类

1.按内容物组成　分为溶液型、乳剂型、混悬型。

2.按给药途径　分为呼吸道吸入气雾剂、皮肤或黏膜给药气雾剂等。

3.按相的组成

（1）二相气雾剂（气相与液相）：由抛射剂的气相和药物与抛射剂混溶的液相所组成。

（2）三相气雾剂（气相、液相、固相或液相）。

（二）气雾剂特点

（1）气雾剂喷出物为雾粒或雾滴，可直达吸收或作用部位，起效迅速。

（2）药物严封于密闭容器，避免与外界接触，不易被微生物污染，提高了药物的稳定性。

（3）通过阀门控制剂量，喷出的雾粒微小且分布均匀，使用简便，用药剂量较准确。

（4）喷雾给药可减少局部给药的疼痛与感染，同时避免了胃肠道给药的副作用。

四、实施要点

（1）气雾剂借助抛射剂的蒸气压，可因封装不严密、抛射剂的渗漏而失效。此外，气雾剂具有一定的内压，遇热或受撞击易发生爆炸，因此在使用过程中勿近明火，切勿受热，应置于阴凉处保存。

（2）中药气雾剂因复方成分提纯较困难，含量测定难以实施，可能影响给药剂量的准确性，因此部分气雾剂使用前需要充分振摇。

（3）不同给药途径使用方法不尽相同，建议准备气雾剂模具，提前对患者进行培训，包括使用说明、操作细节、注意事项等，须制定专门的文书并对培训效果进行确认与记录。气雾剂使用时要注意姿势。使用前根据患者例数、每次使用量，准备气雾剂（包括备用药），专人专瓶，避免交叉感染，保证试验质量。

①用于呼吸系统疾病治疗的气雾剂需要注意：患者操作与呼吸如果不够协调会影响药物在肺部的沉积和治疗效果。因此患者需掌握操作技巧，保证按压气雾剂阀门和吸气动作协调一致，即：先缓慢呼气，然后将嘴唇紧接喷口，在吸气的同时按压阀门，移

走吸入器后屏气5~10秒，再快速呼气。

②外用气雾剂喷嘴距离皮肤5~30cm，喷射时间应限制在3~5秒，根据药品及用药部位的不同做出统一规定。

③气雾剂用于鼻腔、耳道，须先清洁用药部位后方可用药，注意动作轻柔。

（4）部分外用气雾剂不能喷入口、眼、鼻。

（5）部分气雾剂皮肤受损者勿用。

（6）部分气雾剂不宜长期或大面积使用。

参考文献

［1］陈军，梁秉文，乔鹏丽，等.中药外用制剂研究概述与展望［J］.南京中医药大学学报，2022，38（01）：1-8.

［2］孙丽英，石雪华，刘雅芳，等.《太平惠民和剂局方》考论［J］.辽宁中医药大学学报，2019，21（04）：27-30.

［3］陆雪秋.中医古代传统制剂文献研究［D］.中国中医科学院，2017.35~36.

［4］丰云舒.金元时期方剂剂型的历史研究［D］.北京：中国中医科学院，2015：43.

［5］颜隆.宋代方剂剂型的历史研究［D］.北京：中国中医科学院，2014：13-18.

第二章 中医特色疗法

中医特色疗法属于中医外治法范畴，历史悠久，历代医家不断总结发展，取其精华，去其糟粕，传承至今。中医特色疗法是在中医基础理论及经络学说指导下，通过在人体体表、孔窍、穴位、患病部位给予不同的药物或物理治疗，调节机体功能及治疗疾病的方法，具有作用迅速、简便廉验、使用安全、毒副作用少的特点，疗效独特，种类繁多，各具特色，主要包括针灸、按摩、敷贴、耳穴压豆、拔罐、熏洗、火疗等百余种方法。治疗范围遍及内、外、妇、儿、骨伤、皮肤、五官等科，可与中医内治法相互配合，达到事半功倍的效果，显著缩短病程，为患者临床治疗提供了多种选择，深受广大医护和患者的认可。随着现代装备制造技术的发展，中医特色疗法相关器械、设备层出不穷，治疗过程便捷可控、疗效稳定可重现。为了更好地促进中医特色疗法转化及推广应用，本章将梳理各种特色疗法的沿革、应用及操作注意事项。

第一节 针法

一、定义

针法是指在中医理论的指导下将针具（通常指毫针）按照一定的角度刺入患者体内，运用捻转与提插等针刺手法对人体特定部位进行刺激，从而达到治疗疾病的目的的一种中医传统疗法。

二、历史沿革

针的起源可追溯到新石器时代，用细洁光滑的小石块磨制而成的砭石，可以看作是最初的"针"。早在《灵枢·九针十二原》中就有"余欲勿使被毒药，无用砭石，欲以微针通其经脉，调其血气……"，《说文解字》记载："砭，以石刺病也"。除了砭石以外，古代针具还有骨针，随着冶金术的发展，出现了"九针"，即形状各异、各有不同用途的9种针具，在《黄帝内经》中九针和砭石并提。随着生产力和科学技术的发展，陆续出现了金针、银针、不锈钢针、合金针等，针具的品种更趋多样化，为针刺方法的发展创造了有利的条件。古代将砭石刺病的方法称为"砭刺"，是针刺治病的前身，其治疗目的主要是用于放血排脓。随着针刺工具的发展，针刺方法也不断丰富。《灵枢·官针》记载："所刺有五，以应五脏""凡刺有九，以应九变""凡刺有十二节，以应十二经"，在刺法方面提到了"九刺""十二刺""五刺"等，在补泻手法方面提到了"捻转""提插""疾徐""迎随""呼吸""开阖"等内容。《灵枢·九针十二原》中论述了："右主推之，左持而御之"的双手配合进针法。《难经》根据五行生克学说，提出以五腧穴配五行的"子母补泻法"及"泻南补北法"等，以及针刺的时令深浅法，认为针刺应结合气血与时令变化，春夏刺浅，秋冬刺深，如《难经·七十难》："春夏者，阳气在上，人气亦在上，故当浅取之；秋冬者，阳气在下，人气亦在下，故当深取之。"唐代孙思邈《备急千金要方》记载了锋针、毫针、大针、火针、白针、温针、燔针等多种针具，并就操作技巧、临证要求、主治病证、治疗禁忌等作了详细阐述。金元时期，何若愚的《流注指微论》和《流注指微赋》提出了子午流注按时取穴的时间针法，如《流注指微赋》云："观虚实与肥瘦，辨四时之浅深""春井夏荥乃邪在，秋经冬合乃刺灸"。窦汉卿的《针经指南》提出了"动、摇、进、退、搓、盘、弹、捻、循、扪、摄、按、爪、切"下针十四法。明代陈会《神应经》提出"催气手法"，徐凤《针灸大全》中的《金针赋》提出了一整套复式补泻手法，对"烧山火"和"透天凉"作了系统的论述。《针灸大成》中提出了"刺有大小""大补大泻""小补小泻"以及"十二字分次第手法"和"下手八法"等针刺手法。随着时代的进步，针刺方法与现代物理学相结合，陆续出现了电针、电热针、微波针、电磁针、穴位注射、耳针、头针等，扩大了针刺治疗的范围。

三、治法介绍

（一）适用范围

1. 适应证　毫针刺法应用广泛，可用于治疗内、外、妇、儿、骨伤、五官、皮肤等科的常见病和多发病，如脑中风引起的半身不遂、口眼㖞斜等，各种头痛、面瘫、肩颈痛、腰腿疼痛等诸多疾病，只要患者无禁忌证，基本上都可以采用毫针刺法治疗。

2. 禁忌证　有凝血机制障碍和出血倾向，严重的过敏性和感染性皮肤病，严重的心脏疾病及局部皮肤有破溃者以及孕妇腰骶部、下腹部一般不宜行毫针针刺治疗。此外，饥饿、饱食、饮酒、愤怒、受惊、疲劳、精神紧张者，不宜行针刺治疗。

（二）针刺手法分类

本节重点介绍针刺手法中的进针法、行针法、补泻法。

1. 进针法分类

（1）单手进针法：有三种方法，第一种为基本单手进针法，术者以刺手拇、示指捏住针柄，中指指端靠近穴位，指腹抵住针尖和针身下端，当拇、示指向下用力时，中指随之屈曲，针尖迅速刺透皮肤；第二种为夹持针柄进针法，即以刺手拇、示指指腹夹持针柄下段，中指指腹紧紧贴在针身旁，依靠拇、示指指关节的屈伸运动将针刺入穴位；第三种为夹持针身进针法，以刺手拇、示指指腹夹持针身下端，针尖露出少许，进针时针尖对准穴位快速刺入，其后拇、示指沿针身上移夹持针身上段或针柄，将针刺向深层。

（2）双手进针法：有四种方法，第一种为指切进针法，术者以押手拇指、示指或中指的指甲切按在穴位旁，刺手持针，针尖紧靠押手指甲缘，将针刺入皮肤，适用于短针的进针。第二种为夹持进针法，术者以押手拇、示二指持捏消毒干棉球，夹住针身下端，露出针尖，将针尖固定于针刺穴位的皮肤表面，刺手持针柄，使针身垂直，在刺手指力下压时，押手拇、示两指同时用力，两手协同将针刺入穴位，适用于长针的进针。第三种为提捏进针法，术者以押手拇指和示指将针刺部位的皮肤捏起，刺手持针从捏起部的上端刺入，适用于皮肉浅薄部位的进针。第四种为舒张进针法，术者用押手拇、示二指将所刺腧穴部位的皮肤向两侧撑开绷紧，使针从押手拇、示二指的中间刺入，适用于皮肤松弛部位腧穴的进针。

（3）管针进针法：将平柄毫针装入针管中，针尖所在的一端置于穴位之上，术者押手夹持针管，用刺手示指或中指快速叩打针管上端露出的针柄尾端，使针尖刺入穴位，再退出针管。

2.行针法分类

（1）提插法：针刺达到一定深度后，将针由深层提至浅层，再由浅层插至深层，如此反复上提下插。其提插幅度相等，指力均匀，一般提插幅度以3~5分为宜，防止针身弯曲。

（2）捻转法：将针刺入一定深度后，拇指与示指夹持针柄做一前一后来回旋转捻动的动作。捻转角度一般掌握在180°~360°，指力均匀，保持连续性，不能单向捻转。

3.补泻法分类

（1）徐疾补泻法：补法为先在浅部候气，得气后将针缓慢地向内推入到一定深度，退针时快速一次提至皮下；泻法为进针快，一次性进到应刺的深度候气，气至后引气外出，将针缓慢退至皮下。

（2）提插补泻法：补法为针刺得气后，先浅后深，重插轻提；泻法为针刺得气后，先深后浅，轻插重提，两者反复多次操作。

（3）捻转补泻法：补法为针刺得气后，左转为主（拇指向前用力较重，向后用力较轻）；泻法为针刺得气后，右转为主（拇指向后用力较重，向前用力较轻），两者反复多次操作。

（4）迎随补泻法：补法为进针时针尖随着经脉循行去的方向刺入；泻法为进针时针尖迎着经脉循行来的方向刺入。

（5）呼吸补泻法：补法为当患者呼气时进针，吸气时出针；泻法为当患者吸气时进针，呼气时出针。

（6）开阖补泻法：补法为出针后迅速按压针孔；泻法为出针时不按压针孔或摇大针孔。

（7）平补平泻法：进针得气后，均匀地提插、捻转并持续一定的时间，即可出针。

（三）针法特点

针刺疗法是我国古代劳动人民创造的一种独特的医疗方法，是中医学的重要组成部分，历史悠久，其治疗特点主要有以下几方面。

1. 应用广泛，安全经济　针刺疗法适应证广泛，疗效显著，操作简便易行，副作用少，又可协同其他疗法进行综合治疗。

2. 整体和双向调节　针刺穴位，可在不同水平上同时对多个器官、系统功能产生影响，通过器官所属系统和全身各系统功能的综合调节而实现对某一器官功能的调节作用；通过针刺刺激作用而产生兴奋或抑制双重效应，促使机体恢复其正常的生理平衡状态。

3. **调和阴阳**　"阴胜则阳病，阳胜则阴病"。通过针刺手法、经络阴阳属性、经穴配伍三者相结合，调和阴阳的偏盛偏衰，促使机体转归于"阴平阳秘"的平衡状态，恢复脏腑经络的正常功能。

4. **疏通经络**　经络"内属于脏腑，外络于肢节"，运行气血。针刺通过经络、腧穴、手法的作用，通畅经络，促使气血正常运行。

5. **扶正祛邪**　通过针刺手法之补法或泻法，选配相应的腧穴，补虚泻实，可起到扶正祛邪的作用。具体运用应根据正邪在病变过程中的地位决定扶正与祛邪的主次先后，扶正适用于正虚且邪不盛的病证，祛邪适用于邪实而正未伤的病证，扶正与祛邪同时进行适用于正虚邪实的病证。

四、操作要点

（一）确定针刺体位

1. **仰卧位**　针刺头、面、颈、胸、腹部和部分四肢等部位腧穴。

2. **侧卧位**　针刺侧头、侧胸、侧腹、臀和下肢外侧等部位腧穴。

3. **俯卧位**　取头、项、肩、背、腰、骶和下肢背侧、外侧等部位腧穴。

4. **仰靠坐位**　取前头、面、颈、胸上部和上肢的部分腧穴。

5. **侧伏坐位**　取侧头、颈侧部的部分腧穴。

6. **俯伏坐位**　取头顶、后头、项、肩、背部的部分腧穴。

（二）确定穴位和消毒

根据骨度分寸法，结合体表位置，揣穴定位，确定施针之处。针具器械经高压蒸汽灭菌消毒或75%乙醇浸泡30分钟消毒，也可使用一次性毫针。针刺前，术者清洗双手，75%乙醇棉球擦拭消毒，尽量避免手指与针身近穴位侧接触。用75%乙醇棉球从腧穴的中心点向外绕圈消毒。按照不同施术部位选择相应针具，基本要求是针刺入预定深度后，针根露在体外1~2cm为宜。

（三）确定针刺的方向

1. 依照循行定方向　即根据针刺补泻的需要，在针刺时结合经脉循行的方向，或顺经而刺，或逆经而刺。一般原则为"迎随补泻"，当行补法时，针尖与经脉循行方向一致，当行泻法时，针尖与经脉循行的方向相反。

2. 依照腧穴定方向　即根据针刺腧穴所在部位的特点，为保证针刺的安全，某些腧穴针刺时需朝向某一特定的方向或部位。

3. 依据病情定方向　即根据病情的治疗需要，为使针刺的感应达到病变所在的部位，针刺时针尖应朝向病所。

（四）确定针刺的角度

1. 直刺　针身与皮肤表面呈90°垂直刺入，适用于人体大部分腧穴，尤其是肌肉丰厚部位的腧穴，如四肢、腹部、腰部穴位。

2. 斜刺　针身与皮肤表面呈45°左右倾斜刺入，适用于骨骼边缘的腧穴、内有重要脏器不宜深刺的部位，或为避开血管及瘢痕部位，如胸、背部穴位。

3. 平刺　针身与皮肤表面呈15°左右刺入，适用于皮肤浅薄处的腧穴，如头部穴位。

（五）确定针刺的深度

1. 观察患者的体形、体质定深浅　一般体强形胖者宜深刺，体弱形瘦者宜浅刺。

2. 观年龄定深浅　年老体弱和小儿娇嫩体质者宜浅刺，中青年身强体壮者可适当深刺。

3. 辨病情定深浅　一般表证、阳证、虚证、新病者宜浅刺，里证、阴证、实证、久病者宜深刺。

4. 辨部位定深浅 头面和胸背等皮薄肉少处的腧穴宜浅刺，四肢和臀、腹部等肌肉丰满处的腧穴宜深刺。

（六）行针、留针和出针

1. 行针 通过提插捻转等不同操作方式的变化组合来达到不同的目的，同时要结合患者的感受选择应用不同的强度。

2. 留针 按照具体治疗需要，选择相应留针时间。一般体针的留针时间在30~40分钟之间，头皮针留针时间可稍长，一般6小时左右。同时可间歇行针，术者要向患者交代留针过程中注意保护好施术部位。

3. 出针 出针前要稍捻转针柄，待针下轻松滑利时方可出针。出针时，按照"先上后下，先内后外"的顺序进行，术者押手持一消毒棉球按压穴周，刺手拇、示指持针柄，捻针退出皮肤，动作要轻柔。出针后，按压针孔片刻，以防出血，尤其是面部和头部等易出血的部位，应按压较长时间。

（七）针刺注意事项

（1）饥饿、饱餐、疲劳、精神高度紧张者，不行针刺。

（2）体质虚弱者，刺激不宜过强，并尽可能采取卧位。

（3）孕期三个月以下者，下腹部禁针；三个月以上者，上下腹部、腰骶部及一些能引起子宫收缩的腧穴如合谷、三阴交、昆仑、至阴等均不宜针刺。

（4）月经期间，月经周期正常者，不建议针刺；月经周期不正常者，可针刺调经。

（5）小儿囟门未闭时，头顶部腧穴不宜针刺；此外因小儿不能配合，不宜留针。

（6）避开血管针刺，防止出血，常有自发性出血或损伤后出血不止的患者不宜针刺。

（7）皮肤有感染、溃疡、瘢痕或肿瘤的部位不宜针刺。

（8）防止刺伤重要脏器，如针刺眼区腧穴，要掌握一定的角度和深度，不宜大幅度提插捻转或长时间留针，防止刺伤眼球和出血。

（9）背部第十一胸椎两侧，侧胸（腋中线）第八肋间，前胸（锁骨中线）第六肋间以上的腧穴，禁止直刺、深刺，以免刺伤心、肺，尤其对肺气肿患者，更需谨慎，防止发生气胸。两胁及肾区的腧穴，禁止直刺、深刺，以免刺伤肝、脾、肾脏，尤以肝脾肿大患者，更应注意。

（10）对于胃溃疡、肠粘连、肠梗阻患者的腹部和尿潴留患者的耻骨联合区，必须注意针刺的角度、深度。如刺法不当，可能刺伤胃肠道和膀胱，引起不良后果的发生。

（11）针刺项部及背部正中线第一腰椎以上的腧穴时，如进针角度、深度不当，易误伤延髓和脊髓，引发严重后果。针刺这些穴位至一定深度后，如患者出现触电感向四肢或全身放散，应立即退针，忌捣针。

（12）保持同批患者针刺角度、深度、手法、留针时间等操作的一致性。

第二节　灸法

一、定义

灸法是指利用某些燃烧材料，熏灼或温烫体表一定部位，通过调整经络脏腑功能，达到防治疾病的一种方法。

二、历史沿革

古籍中最早提及灸法的为《左传》，书中记载，公元前581年，晋景公患病，请秦国医缓诊治，医缓说："疾不可为也，在肓之上，膏之下，攻之不可，达之不及，药不治焉"，此处"攻"即指艾灸。1973年湖南长沙马王堆汉墓出土的帛书《足臂十一脉灸经》《阴阳十一脉灸经》中有人体十一脉循行、主病和灸法的记载，如"足泰（太）阳温（脉），出外踝窭（娄）中，上贯腨……""臂泰（太）阴（脉），循筋上兼（廉），以奏（走）臑内，出夜（腋）内兼（廉），之心"。《素问·异法方宜论篇》曰"脏寒生满病，其治宜灸焫，故灸焫者亦从北方来"，指出灸法的产生与寒冷的环境、生活习惯有密切关系，还述及了灸法适应证、施灸顺序、剂量、补泻等。《灵枢·官能》曰："针所不为，灸之所宜"，《灵枢·经脉》："陷下则灸之"，提出灸法可补充针刺的不足。汉代张仲景《伤寒论》第117条："烧针令其汗，针处被寒，核起而赤者，必发奔豚，气从少腹上冲心者，灸气核上各一壮……"，第325条："少阴病，下利，脉微涩，呕而汗出，必数更衣，反少者，当温其上，灸之"，用灸法治疗少阴经的表阳虚证和里阳虚证。晋代皇甫谧《针灸甲乙经》中提出："盛则泻之，虚则补之，紧则先刺之而后灸之……陷下者则从而灸之。陷下者，其脉血结于中，中有着血，血寒，故宜灸"，采用灸法治疗血寒，书中还明确指出头维、承光、脑户、风府等26个腧穴为禁灸穴位。东晋医家葛洪《肘后备急方》中采用灸法治疗猝死、霍乱等急危症，"救卒死，或先病痛，或常居寝卧，奄忽而绝，皆是中死，救之方……又方，灸其唇下宛，宛中承浆穴，十壮，大效矣"，并首次记载了隔物灸，如隔蒜灸、隔姜灸、隔盐灸等方法。唐代王焘在《外台秘要》设"明堂灸法"一章专门论述灸法，提倡"汤药攻其内，以灸攻其外"，对施灸方法、材料、禁灸进行了较为详细的叙述。宋元明清也有许多介绍灸法的专著，如宋代《黄帝明堂灸经》《灸膏肓俞穴法》《备急灸法》，元代《痈疽神秘灸经》，明清《采艾编》《太乙神针》《神灸经论》等。伴随着灸法的发展，施灸材料也逐渐多样化，有用硫黄、灯芯、桑枝、桃枝、黄蜡、药锭等施灸，药沫和艾绒混合而成艾卷熏熨的雷火神针、太乙神针等。操作手法从着肤灸发展到隔物灸、灯草蘸油点火在皮肤上直接烧灼的"灯火灸"、利用竹筒和苇筒塞入耳中，在筒口施灸治疗耳病的筒灸等。

三、治法介绍

（一）适用范围

1.适应证

（1）感冒、咳嗽、哮病、喘证等，包括西医学的上呼吸道感染、急性或慢性支气管炎、支气管哮喘、肺气肿等；腹痛、呕吐、泄泻、痢疾等，包括西医学的肠易激综合征、急性肠炎、细菌性痢疾、溃疡性结肠炎等；遗尿、遗精、阳痿、早泄等，包括西医学的前列腺炎、精囊炎等。

（2）风寒湿痹证，如行痹、痛痹、着痹等，包括西医学的类风湿关节炎、肩周炎、骨关节炎、强直性脊柱炎、腰椎间盘突出症、坐骨神经痛、颈椎病、骨折复位后功能恢复等。

（3）痛经、经闭、带下、崩漏等，包括西医学的子宫内膜异位症、功能失调性子宫出血、盆腔炎、子宫内膜炎等。

（4）热疮、黄水疮、疥疮、湿疮、瘰疬等，包括西医学的疱疹、脓疱疮、湿疹、淋巴结结核等。

（5）其他如虚劳、休克、脱肛、胃下垂、肾下垂、子宫脱垂、偏头痛等。

2.禁忌证

（1）禁灸部位：最早在《针灸甲乙经》中提出了26个主要禁灸穴，有学者通过对古代医籍文献研究后总结出约57个禁灸穴，主要为头颈部血管和眼球周围腧穴，此外妊娠期妇女的腰骶部和下腹部，四肢部大血管、神经或关节处，男女乳头、阴部等部位皆不宜施灸。目前经过临床验证的有5个禁灸穴位，分别为头维、哑门、人迎、丝竹空、承泣。古籍所言禁灸穴位较多，随着灸法的发展，除人体心尖部和重要脏器、大血管附近穴位，以及颜面五官部位需慎灸或不直接灸外，大部分穴位可根据情况酌情施灸。注意面部穴位、乳头、大血管等处均不宜使用直接灸，以免烫伤。关节活动部位亦不宜用化脓灸，以免化脓溃破，不易愈合，甚至影响功能活动。

（2）禁灸病候

①《黄帝内经》记载灸法禁忌病候有三：一为阴阳不足和阴阳俱盛者，如阴阳俱盛者，则血脉闭塞脉气无法通行，淫溢于中而五脏内伤者，若妄自艾灸，则火能助阳，阳生阴长，使阴阳更盛。而阴阳之气不足者，若以灸火补阳，火亦能伤阴，反使其阴耗竭，导致五脏精气虚损，易变生他病。二为厥逆者，如《素问·腹中论篇》中记载："病膺肿、颈痛、胸满、腹胀……名厥逆……灸之则喑，石之则狂，须其气并，乃可治也……阳气重上，有余于上，灸之则阳气入阴，入则喑。"三为息积者，《素问·奇病论篇》云："病胁下满、气逆，二三岁不已……病名曰息积，此不妨于食，不可灸刺。"病息积，是因邪气稽留不去，日久而生，此病气不在胃，故不妨碍饮食，不可用艾灸或针刺治疗，灸之则火热内扰，刺之必泻其经而转为虚证。

②《伤寒论》中强调"热证禁灸"，即强调表证、热证、阴血亏虚者及阳气虚弱兼有表证者不宜用，张仲景提出"火逆""火劫"的危害，以免施灸过汗而损伤阳气。如《伤寒论》第115条言："脉浮热甚，而反灸之，此为实。实以虚治，因火而动，必咽燥吐血。"又如《伤寒论》第116条曰："微数之脉，慎不可灸，因

火为邪，则为烦逆，追虚逐实，血散脉中，火气虽微，内攻有力，焦骨伤筋，血难复也。"然而经过历代医家长期临床实践及不断探讨，对于《伤寒论》中的热证禁灸提出了不同的观点，对于一些热证，认为也可以采用温和灸法治疗，施灸的艾火能够温热体表，使腠理开放，热才有出路，从而热退，即以热引热。具体施灸过程应结合患者具体病证，审时度势，灵活应用。

③一些传染病和急性病如伤寒、赤痢、痧疹、鼠疫、天花、白喉、流行性脑脊髓膜炎、猩红热、丹毒等不宜施灸。

④对于患者处于过饥、过饱、大醉、极度疲劳等状态下或对灸法恐惧、机体气脉散乱、营卫失调、经脉之气无法正常循行的状态，不宜施灸。

⑤对艾叶过敏（闻到艾灸气味出现憋气、呕吐、打喷嚏、咳嗽、头晕等症状），或皮肤易过敏者，不宜施灸。

（二）灸法分类

1. 艾炷灸　采用纯净的艾绒并将其放在平板之上，用拇、示、中三指边捏边旋转，把艾绒捏紧成规格不同的圆锥形艾炷。艾炷灸可分为直接灸和间接灸。

（1）直接灸，又称明灸、着肤灸。即将艾炷直接放置在皮肤上施灸的一种方法。根据灸后皮肤刺激的程度不同，又分为无瘢痕灸和瘢痕灸两种。

①无瘢痕灸：即将艾炷放置于皮肤上之后，从上端点燃，当燃剩2/5左右，患者感到灼痛时，用镊子将艾炷夹去，换炷再灸，一般灸3~7壮，以局部皮肤充血、红晕为度，多用中、小艾炷。

②瘢痕灸：施灸前先在施术部位上涂以少量凡士林或大蒜液，然后放置艾炷，从上端点燃，艾炷燃尽后除去灰烬再换炷，每换1壮即涂抹凡士林或大蒜液1次，可灸7~9壮。灸毕后在施灸部位敷

贴淡水膏，大约1周可化脓，化脓时每天换药1次，灸疮45天左右愈合留有瘢痕。

（2）间接灸，又称隔物灸、间隔灸，即在艾炷与皮肤之间隔垫上某种物品而施灸的一种方法。

①隔姜灸：用鲜生姜切成直径约2~3cm，厚约0.2~0.3cm的薄片，中间以针刺数孔，上置艾炷放在应灸的部位，然后点燃施灸，当艾炷燃尽后，可易炷再灸。一般灸5~10壮，以皮肤红晕而不起疱为度。在施灸过程中，若患者感觉灼热不可忍受时，可将姜片向上提起，或缓慢移动姜片。

②隔蒜灸：用鲜大蒜头切成0.2~0.3cm的薄片，中间以针刺数孔，上置艾炷放在应灸的腧穴部位或患处，然后点燃施灸，待艾炷燃尽，易炷再灸，一般灸5~7壮。此外，尚有一种自大椎穴起至腰俞穴铺敷蒜泥一层的铺灸法（长蛇灸）。

③隔盐灸：用纯净干燥的食盐填敷于脐部，使其与脐平，上置艾炷施灸，如患者稍感灼痛，即更换艾炷，也可于盐上放置姜片后再施灸，以防止食盐受火爆起而伤，一般灸5~9壮。

④隔附子灸：以附子片或附子药饼作间隔物，将附子研成细末，以黄酒调和制成直径约3cm、厚约0.8cm的附子饼，中间以针刺数孔，上置艾炷，放置在应灸腧穴或患处，点燃施灸。

2. 艾卷灸 又称艾条灸，即用桑皮纸包裹艾绒，卷成圆筒形的艾卷，也称艾条，将其一端点燃，对准穴位或患处施灸的一种方法。也可在艾绒中加入药物，再用纸卷成条状艾卷施灸，又称"雷火神针"或"太乙神针"。在此基础上演变为现代单纯艾卷灸和药物艾卷灸。

（1）悬灸：采用点燃的艾卷悬于选定的穴位或疼痛部位上，利用艾绒的燃烧热量刺激穴位或病痛部位以防治疾病，具有温经散寒、扶阳固脱、消瘀散结、防病保健的作用。

①温和灸：将艾卷的一端点燃，对准腧穴或患处，距离皮肤2~3cm处进行熏烤，使患者局部有温热感而无灼痛为宜，一般每穴灸10~15分钟，至皮肤红晕为度。

②雀啄灸：艾卷点燃的一端在施灸时与施灸部位的皮肤并不固定在一定的距离，而是像鸟雀啄食一样，一上一下移动施灸，由上而下移动速度较慢，以接近皮肤适当距离时短暂停留，在患者感觉灼痛之前迅速提起，如此反复操作，一般每穴可灸5~10分钟，直至皮肤红晕为度。

③回旋灸：艾卷点燃的一端在施灸时与施灸部位虽然保持一定的距离，但不固定，而是向左右方向移动或反复旋转地施灸，使皮肤感觉温热而不灼痛，一般每处灸10~15分钟，至皮肤红晕为度。

（2）实按灸：施灸时先在施灸腧穴部位或患处垫上布或纸数层，然后将药物艾卷一端点燃，趁热按到施术部位上，使热力透达深部，若艾火熄灭，再点再按，或者以布6~7层包裹艾火熨于穴位，若火熄灭，再点再熨。适用于风寒湿痹、痿证和虚寒证，最常用的有太乙神针和雷火神针。

①太乙神针：取艾绒100g，硫黄6g，麝香、乳香、没药、松香、桂枝、杜仲、枳壳、皂角、细辛、川芎、独活、穿山甲、雄黄、白芷、全蝎各1g。

②雷火神针：取艾绒100g，沉香、木香、乳香、茵陈、羌活、干姜、穿山甲各9g，麝香少许。

将药物研磨成细粉，和匀，以桑皮纸1张约30cm见方，摊平，先取艾绒24g均匀铺在纸上，次取药末6g，均匀掺在艾绒里，然后卷紧如爆竹状，外用鸡蛋清涂抹，再糊上桑皮纸1层，两头留空3cm，捻紧即成。

3. 温针灸 将针刺与艾灸相结合的一种方法，在针刺得气后，将针留在适当的深度，在针柄上穿置一段长约2cm的艾卷施灸，或在针尾上搓捏少许艾绒点燃施灸，只待燃尽，除去灰烬，再将针取出。

4. 温灸器灸　温灸器是一种专门用于施灸的器具，常用的有温灸盒和温灸筒。施灸时，将艾绒点燃后放入温灸筒或温灸盒里的铁网上，然后将温灸筒或温灸盒放在施灸部位15~20分钟，适用于灸治腹部、腰部的常见病。

5. 其他灸法　采用艾绒以外的物品作为施灸材料的灸治方法，有以下几种。

（1）灯火灸：取10~15cm长的灯心草或纸绳，蘸麻油或其他植物油，浸渍3~4cm长，点燃后快速将其对准穴位或患处，猛一接触听到"叭"的一声迅速离开，如无爆焠之声可重复1次。

（2）天灸：又称药物灸、发疱灸。将一些具有刺激性的药物，涂敷于穴位或患处，敷后皮肤可起疱，或仅使局部皮肤充血潮红，所用药物多是单味中药，其常用的有蒜泥灸、细辛灸、天南星灸等。

①蒜泥灸：将大蒜捣烂如泥，取3~5g贴敷于穴位上，敷灸1~3小时，以局部皮肤发痒发红起疱为度。如敷涌泉穴治疗咯血、衄血，敷合谷穴治疗扁桃体炎，敷鱼际穴治疗喉痹等。

②细辛灸：取细辛适量，研为细末，加醋少许调和成糊状，敷于穴位上，外覆油纸，胶布固定。如敷涌泉或神阙穴治疗小儿口腔炎等。

③天南星灸：取天南星适量，研为细末，用生姜汁调和成糊状，敷于穴位上，外覆油纸，胶布固定。如敷于颊车、颧髎穴治疗面神经麻痹等。

④白芥子灸：将白芥子适量，研成细末，用水调和成糊状，敷贴于腧穴或患处，敷以油纸，胶布固定。一般可用于治疗关节

痹痛、口眼㖞斜，或配合其他药物治疗哮喘等病证。

（三）灸法特点

灸法可通过温热及其他非机械刺激，作用于腧穴或特定部位，激发经络、畅通气血，激活神经体液功能，调整机体各组织、系统失衡状态，达到防病治病的目的，其治疗特点主要有以下几方面。

1.温经散寒、消瘀散结　经络分布于人体各部，内联脏腑，外布体表肌肉、骨骼等组织，气血在经络中周流不息，循序运行，寒则气收，热则气疾，气温则血滑，气寒则血涩，如寒邪直中经络，则气机壅塞，营血凝滞。艾灸的温热刺激作用于各个腧穴部位，可祛除寒邪，促进经络中气血运行通畅，治疗气血凝滞之疾。

2.扶阳固脱、升阳举陷　阳气为人体之根本，得其所则人寿，失其所则人夭，故阳病则阴盛，阴盛则为寒、为厥，或元气虚陷，脉微欲脱。艾灸通过温热刺激扶阳补气，促进阳生阴消，修复脏腑功能，往往可起到扶阳固脱、回阳救逆的作用。阳气虚弱不固等原因可致上虚下实、气虚下陷、脏腑下垂，灸疗可起到益气温阳、升阳举陷、安胎固经等作用；对卫阳不固、腠理疏松者，亦有效果。如中气不足、阳气下陷引发的遗尿、脱肛、阴挺、久泻等病，可用灸百会穴来提升阳气，以"推而上之"。

3.拔毒泄热、补阳生阴　灸法对脏腑实热有宣泄的作用，通过灸法以热引热，使实热外出，邪离经络而去，则热自退，对湿热、实热、热毒郁结之证及热毒蕴结所致的痈疽，可清化湿热、宣泄实热、发散郁火。对阴虚内热证亦有治疗效果，取其阳生阴长，补充阴液功效。灸法既能散寒，又能清热，对机体功能状态起双向调节作用。

4.预防疾病、强身保健　我国古代医家早就认识到预防疾病的重要性，并提出了"防病于未然"和"治未病"的学术思想。艾灸除了有治疗作用外，还有预防疾病和强身保健的功效。灸足三里、中脘可使胃气常盛，气血充盈；命门为人体真火之所在，为人之根本，关元、气海为藏精蓄血之所，艾灸上穴可使人体阳气足，精血充，激发人体正气，使病邪难犯，所谓"正气存内，邪不可干"，达到防病保健之功。

四、操作要点

1.注意施灸的先后顺序　《备急千金药方》说："凡灸当先阳后阴……先上后下。"《黄帝明堂灸经》也指出："先灸上，后灸下；先灸少，后灸多。"此意为先灸阳经，后灸阴经；先灸上部，再灸下部；就壮数而言，先灸少而后灸多；就大小而言，先灸艾炷小者而后灸大者。但临床上需结合病情，灵活应用，不能拘泥不变。如脱肛的灸治，则应先灸长强以收肛，后灸百会以举陷，便是先灸下而后灸上。此外施灸应当注意在通风环境中进行。

2.注意施灸的补泻手法　艾灸的补泻在《灵枢·背俞》中记载："气盛则泻之，虚则补之。以火补者，毋吹其火，须自灭也。以火泻之，疾吹其火，传其艾，须其火灭也。"《针灸大成》也记载："以火补者，毋吹其火，须待自灭，即按其穴。以火泻者，速吹其火，开其穴也。"根据临床辨证施治的原则，虚则用补法，实证则用泻法。

3.注意适宜的灸量　施灸程度应根据年龄、身体情况而异。体质弱、病性虚者灸量宜小，灸治时艾炷不宜过大，刺激量不可过强，防止"晕灸"；体质盛、病性实者灸量可稍大。灸法虽能补阳，但也能伤阴，灸量过大，则热盛伤阴。体质偏寒者可以重灸以温阳祛寒；体质偏热者宜少灸，以免伤其津液。根据病情轻重定灸量，病情轻者宜少灸，病情较重者可多灸、重灸。不同施灸部位也可定不同强度的灸量，如头面是诸阳汇聚之处，胸膈是君火之地，不宜施加过多的火气，阴虚有热者腹背也不宜多灸。

4.应注意施灸环境 施灸时需注意室内环境及温度，避免受风、受寒，施灸后嘱患者不可用冷水洗漱。其次，注意医患密切配合，施灸过程中需留心观察患者是否有晕灸现象，一经发现，应立即停止治疗，让患者平卧，饮温开水，嘱患者神情安定，意守感传，以期达到更佳的疗效。

5.灸后的处理 施灸过量，时间过长，局部可能会出现水疱，水疱较小、未破者，可任其自然吸收；如水疱较大，可用消毒毫针刺破水疱，放出水液，再涂以龙胆紫。瘢痕灸者，在灸疮化脓期间，1个月内慎做重体力劳动，疮面局部勿用手搔抓，保护痂皮，并保持清洁，防止感染。对于灸疮则可用赤皮葱、薄荷煎汤温洗疮面以促进血液循环，逐邪外出，并可防止感染。

6.灸后调护 施灸后要静心调养，保持心情愉悦，戒色欲，勿过度劳累，饮食清淡且富有营养等，以助疗效。

7.保持操作实施的一致性 注意保持施灸的部位选择、施灸方式、施灸顺序、距离（如果涉及）等所有操作实施的一致性。

第三节　按摩

一、定义

按摩，又称推拿，古按摩称按硗、案机等，是以中医脏腑经络学说为理论基础，结合西医的解剖和病理诊断，运用手、指、肘等在人体皮肤、肌肉体表组织和穴位上施行各种手法以及作某些特定的肢体活动来达到保健和防治疾病的中医外治法。

二、历史沿革

推拿按摩是中医学的特色疗法，先秦时期名医扁鹊曾用按摩治疗虢太子尸厥症。我国第一部推拿按摩专著当推《黄帝岐伯·按摩十卷》（见《汉书·艺文志》），总结了殷商以来按摩疗法成就。《素问·血气形志篇》和《素问·九针论》明确提出"按摩"一词，指出"形数惊恐，经络（脉）不通，病生于不仁，治之以按摩醪药"；又《异法方宜论》："中央者，其地平以湿，天地所以生万物也众，其民食杂而不劳，故其病多痿厥寒热。其治宜导引按跷"，采用按摩治疗肢体麻痹不仁、痿证、厥证等。东汉张仲景《金匮要略·杂疗方第二十三》介绍了"救自缢死"按摩方法。晋代葛洪《肘后备急方》中记载推拿按摩治卒心痛方："闭气忍之数十度，并以手大指按心下宛宛中取愈。"隋唐时期，推拿已经发展为一门专业治疗方法。隋朝太医署中就有按摩博士职务，唐代太医署中也设有按摩科。唐代《唐六典》中记载按摩可除风、寒、暑、湿、饥、饱、劳、逸，并说："凡人肢节脏腑积而疾生，宜导而宣之，使内疾不留，外邪不入"。《备急千金要方》中，孙思邈对按摩治疗小儿疾病尤其推崇，认为小儿"鼻塞不通有涕出""夜啼""腹胀满""不能哺乳"等病证均可用按摩治疗，记载有："治小儿夜啼，至明即安寐……又以儿母手掩脐中，亦以摩儿头及脊，验。"宋代《圣济总录》对按摩做出了概括性论述，提出"可按可摩，时兼而用，通谓之按摩，按之弗摩，摩之弗按，按止以手，摩或兼以药，曰按曰摩，适所用也"，指出对按摩手法要具体分析，而后才能正确认识按摩的作用和临床应用。按摩也可催产，如宋医庞安使用按摩法催产获得"十愈八九"的效果。金代张从正《儒门事亲》一书中认为按摩具有汗、吐、下三法的作用，"且予之三法，能兼众法，用药之时，有按有蹻，有揃有导，有减有增，有续有止"。明代钱汝明《秘传推拿妙诀·序》中指出："推拿一道，古曰按摩，上世治婴赤，以指代针之法也"。清代熊应雄《小儿推拿广意》对前人的推拿论述与经验进行了全面总结。民国时期按摩推拿以分散形式在民间存在和发展，形成了各具特色的学术流派。中华人民共和国成立后，许多高等中医院校正式设置按摩推拿专业，形成了本科和硕博研究生教育体系，培养了一大批后继人才。

三、治法介绍

（一）适用范围

1.适应证

（1）咳嗽、喘证、感冒等，包括西医学的上呼吸道感染、支气管炎、肺气肿、慢性阻塞性肺疾病等；不寐、心悸、胸痹等，包括西医学的睡眠障碍、冠心病、心律失常等；呕吐、痞满、便秘、腹胀、腹痛、泄泻等，包括西医学的消化不良、急性或慢性胃炎、幽门梗阻、急性肠炎、溃疡性结肠炎等；胁痛、积聚等，包括西医学胆囊炎、肋间神经痛、不完全性肠梗阻等；遗精、阳痿、早泄、癃闭等，包括西医学前列腺炎、精囊炎、前列腺增生、尿道狭窄等。

（2）风寒湿痹证，如行痹、痛痹、着痹等，包括西医学的类风湿关节炎、肩周炎、骨关节炎、腰椎间盘突出症、腰背筋膜炎、坐骨神经痛、股神经痛、肌肉痉挛、骨折术后康复、关节脱位、腰肌劳损、软组织扭挫伤、颈椎病等。

（3）痛经、月经不调等，包括西医学的盆腔炎、子宫内膜炎等。

（4）头痛、口僻等，包括西医学的血管性头痛、紧张性头痛、三叉神经痛、偏头痛、面神经麻痹等。

2.禁忌证

（1）各种急性传染病、急性骨髓炎、急性腹膜炎、急性化脓性腹膜炎、急性阑尾炎、结核性关节炎、皮肤湿疹、水火烫伤、皮肤溃疡、肿瘤以及各种疮疡等。

（2）妇女经期、怀孕五个月以上的孕妇。

（3）某些久病虚弱者、素有严重心血管病或高龄体弱的患者。

（4）患有感染、出血、骨折、严重骨质疏松或骨质增生者。

（二）按摩分类

（1）按摩根据其治疗可分为保健按摩、运动按摩和医疗按摩三种。保健按摩是指术者运用按摩手法，在人体的适当部位进行操作所产生的刺激信息，通过反射方式对人体的神经体液功能施以影响，达到促进血液循环，改善消化功能，调节机体内环境，增强体质，强壮筋骨，提高抗病能力的目的。医疗按摩，又称推拿疗法，是主要运用按摩来达到治病目的的物理疗法。除治疗外科病（即伤科按摩）外，还可治疗内科、妇科、儿科等疾病，对于慢性疾病、功能性疾病、发育性疾病疗效甚好。运动按摩是以调整和保护运动员良好的竞技状态、增进和发展运动员潜在体能、达到预期运动成绩为目的的治疗方法；包括运动前按摩、训练前按摩、赛前按摩、运动后按摩。

（2）按摩的操作手法主要可分为擦法、推法、摩法、揉法、擦法、搓法、抹法、按法、点法、捏法、拿法、捻法、拍法、击法、拨法、抖法、振法共十七种。上述手法并不是单纯孤立地使用，常常是几种手法相互配合进行的。

擦法：术者以第五掌指关节背侧吸附于治疗部位，以腕关节的屈伸动作与前臂的旋转运动相结合，使小鱼际与手背部在治疗部位上作持续不断滚动的手法。其方法有拳擦、腕擦、肘擦和臂擦等。

推法：术者以指或掌、肘等着力于施术部位上，做单向直线推动，一般分为拇指平推法和掌平推法等。

摩法：术者用指或掌在体表做环形而有节律的摩动，分为指摩法和掌摩法。

揉法：术者以指、掌的某一部位吸定于体表施术部位上，做轻柔灵活地上下、左右或回旋揉动，根据肢体操作部位的不同分为掌揉法（又分为大鱼际揉法和掌根揉法）和指揉法（又分为拇指揉法和中指揉法等）。

擦法：术者用指、掌贴附于施术部位做快速的直线往返运动，使之摩擦生热。分为全掌擦法、大鱼际擦法和小鱼际擦法。

搓法：术者用双手掌面夹住肢体或以单手、双手掌面着力于施术部位，做交替搓动或往返搓动。

抹法：术者用拇指罗纹面或手掌掌面在施术部位做上下、左右、弧形或曲线的抹动。可分为指抹法和掌抹法。

按法：术者以指、掌等部位垂直按压施术部位。可分为指按法、掌按法和肘按法。

点法：术者以指端或关节突起部位点压施术部位或穴位，可分为指点法和肘点法。

捏法：术者用拇指和其他手指在施术部位作对称性的挤压。

拿法：术者用拇指与其余手指相对用力，提捏或揉捏肌肤或肢体。

捻法：术者用拇、示指夹住治疗部位进行捏揉捻动。

拍法：术者用虚掌拍打体表一定的治疗部位，可分为单手拍法和双手拍法。

击法：术者用拳背或掌根、掌侧小鱼际、指尖及桑枝棒等击打体表施术部位。可分为拳击法、掌击法、侧击法、指击法和棒击法等。

拨法：术者以拇指深按于治疗部位，进行单向或往返的拨动。

抖法：术者以双手或单手握住受术者肢体远端，做小幅度的连续抖动。

振法：术者以掌或指在体表施以振动的方法。可分为掌振法和指振法。

（三）按摩特点

按摩是中医特色疗法之一，通过运用各种手法刺激人体体表皮肤、肌肉组织，达到养生保健、防治疾病的目的，其治疗特点主要有以下几方面。

1.辨证施治，标本兼顾，动静结合　按摩治疗要因人、因病、因症、因时和因地制宜，采用和组合不同手法，注重局部症状和整体调节。根据疾病病机和辨证结果选择不同的手法、按摩部位和腧穴；在治疗疾病主要矛盾的同时注意处理次要矛盾，在治疗疾病急性发作的同时兼顾处理慢性症状。

2.疏通经络，行气活血　不同的推拿手法作用于经络腧穴部位，可直接刺激人体体表，推动气血运行，疏通经络壅滞；其次，通过手法对体表皮肤组织做功产生热效应后，可以加速气血流动，具有散寒止痛功效。

3.理筋整复，滑利关节　通过推拿手法作用于损伤部位，可以促进局部组织气血运行，达到活血祛瘀、消肿止痛效果。推拿整复手法也可通过力学的直接作用纠正筋出槽、骨错缝，达到理筋整复的目的。此外，运用被动、主动运动相结合的手法和功法可以起到松解粘连、滑利关节的作用。

4.调整脏腑功能，增强抗病能力　在人体体表的相应腧穴部位上施加不同手法，通过经络介导作用双向调节脏腑功能，激发机体功能，扶正祛邪，使机体处于良好的功能状态。

5.消除焦虑、帮助减轻痛苦　术者在运用手部按摩时，其手部皮肤与患者皮肤组织接触后所产生的细微感觉会让患者心理产生温暖关爱的感觉，能帮助减轻疾病痛苦；此外手部按摩可放松肌肉，缓解紧张情绪，减轻焦虑，提高自我感觉，改善睡眠，对运动员作用尤其明显；对于抑郁和焦虑症患者有镇静催眠作用。

四、操作要点和注意事项

（一）操作要点

1.**擦法**　肩关节宜放松下垂，屈肘成140°，腕关节屈伸幅度应达到120°，即前滚至极限时屈腕约80°，回滚至极限时伸腕约40°，前滚和回滚时着力轻重之比为3∶1，着力均匀，动作协调有节律，一般滚动的频率约每分钟140次。

2.**推法**　轻推时用力较轻，重推法用力较重；全掌重推法时，四指并拢，拇指分开，掌根着力，虎口稍抬起，必要时另一手掌重叠按压于手背上，双手同时向下加压；着力部分要紧贴体表，速度缓慢均匀，沿着淋巴流动方向单向直线向前推动，但不要硬用压力，以免损伤皮肤。

3.**摩法**　摩动速度及压力宜均匀，指摩时腕关节要保持一定紧张度，宜轻快，掌摩时腕部要放松，稍重缓，操作时宜带动皮下组织。根据摩动部位解剖结构和病理状况决定手法摩动方向，一般虚证多采用顺时针方向，实证多采用逆时针方向。

4.**揉法**　所施压力要适中，带动皮下组织一起运动，注意不要在体表形成摩擦动作。动作灵活有节律，每分钟一般120~160次，使用大鱼际揉动时前臂有推旋动作，腕部宜放松，指揉时腕关节保持一定的紧张度，掌根揉时腕关节略背伸，松紧适度。

5.**擦法**　手掌着力部位要紧贴体表，直接接触皮肤操作，不宜过度施压；须直线往返运行，距离应尽量拉长，力量要均匀，动作要连续，有如拉锯状；擦法产生的热量应以透热为度，防止擦破皮肤。

6.**搓法** 操作动作要协调连贯，速度稍快，从上向下移动速度宜慢，不宜逆向移动，如需搓动几遍，在第一遍结束时，第二遍再从起始部位开始，施力不可过重。

7.**抹法** 手指罗纹面或掌面贴紧施术部位皮肤，用力要控制均匀，动作和缓灵活，不宜带动深部组织。

8.**按法** 操作稳而持续，有缓慢的节奏性。开始时力度由轻到重，结束时则由重到轻，忌突发突止和暴起暴落；用力方向多为垂直向下或与受力面相垂直。注意患者骨质情况，避免骨折。

9.**点法** 取穴宜准，用力平稳持续，由轻到重，结束时逐渐减力，总施力过程为由轻到重再到轻；点后宜用揉法避免气血积聚或局部软组织损伤；禁止使用暴力或蛮力；对年老体弱、久病虚衰患者慎用点法。

10.**捏法** 施力时拇指与其余手指间要具有强劲而持久的对合力，双方力量要对称，用力均匀柔和，动作连贯有节奏性；用指面着力，而不可用指端着力。

11.**拿法** 动作要协调连贯，富有节奏性，不可死板僵硬；注意保持手指稳定的对合力；拿法中含有捏、提并略有揉的动作，以捏法为基础，其余二法为辅助，宜将三者有机结合。

12.**捻法** 拇指与示指运动方向须相反，动作要灵活连贯，柔和有力，捻动速度宜稍快，而在施术部位上的移动速度宜慢；动作不能呆板僵硬。

13.**拍法** 动作平稳，整个掌、指周边同时接触体表，腕部适度放松，上下挥臂时力量通过腕关节传递到掌部，使刚劲化为柔和；如拍打时直接接触皮肤，以皮肤轻度充血发红为度；拍打力量不可有所偏移，对冠心病、结核、严重的骨质疏松、骨肿瘤等病证禁用拍法。

14.击法 操作时用力要稳，含力蓄劲，收发自如，动作连续而有节奏性，快慢适中，力度适度，应因人因病而异；击打时要有反弹感，一触及受术部位后即迅速弹起，避免暴力击打。

15.拨法 操作时用力要由轻到重，实而不浮，方向与拨动组织走向垂直；拇指不能在皮肤表面有摩擦移动，应带动肌纤维或肌腱、韧带一起拨动。

16.抖法 肢体要自然伸直，肌肉处于松弛状态；抖动幅度要小，频率要快，一般上肢抖动幅度应控制在2~3cm，每分钟约250次，下肢抖动幅度可稍大，频率宜稍慢，每分钟约100次；抖动波应由肢体远端传向近端；术者在操作时不可屏气；有习惯性肩、肘、腕关节脱位者禁用。

17.振法 操作时注意力要高度集中在掌指部，掌指部与前臂部须静止性用力，以指掌部自然压力为度，不施加额外压力，振动频率稍高，注意掌握好操作时间，不宜过长。

（二）注意事项

（1）按摩前要摘掉指环等有碍操作的物品，修整指甲，热水洗手，以免损伤患者的皮肤。

（2）术者与患者的位置要安排合适，特别是患者坐卧等姿势，要舒适而又便于操作。

（3）按摩时间，每次以20~30分钟为宜。

（4）饱食之后，不要急于按摩，一般应在饭后2小时左右为宜。

（5）按摩时，有些患者容易入睡，应做好保暖；当风之处，不要按摩。

（6）按摩时，需要集中注意力，调匀呼吸，对患者感受、机体反应仔细观察与了解，及时调整推拿手法、频率、力度等，不要随意中断，确保预定的全部程序都能够连续完成。

（7）临床试验需制定适合的纳入、排除标准，包括病情轻重、身高体重等。

（8）按摩的时间、力度、手法选择及使用顺序等关键环节须保持试验期间操作实施的一致性。

第四节 穴位敷贴

一、定义

穴位敷贴疗法是以中医经络学说为理论依据，将药物研成细末，用水、醋、酒、蛋清、蜂蜜、植物油、清凉油等调成糊状，或用凡士林制成软膏，或将中药汤剂熬成膏状，直接贴敷穴位、患处（阿是穴），用来治疗疾病的一种无创疗法。

二、历史沿革

穴位敷贴疗法最早见于1973年湖南长沙马王堆3号汉墓出土的《五十二病方》，其中有"蚖……以蓟印其中颠"的记载，即用芥子泥贴敷百会，治疗毒蛇咬伤。春秋战国时期，已有医家认识到穴位敷贴的治疗作用，并将它逐步运用于临床。《灵枢·经脉篇》中记载："足阳明之筋……颊筋有寒，则急引颊日移口，有热则筋缓，不胜收放僻，治之以马膏，膏其急者，以白酒和桂，以涂其缓者……"，被认为是开创了膏药穴位敷贴治疗之先河。东汉张仲景《伤寒杂病论》中记录了外敷之法，列举了五养膏、玉泉膏等多种贴敷方。晋代葛洪《肘后备急方》中首次记载了生地或天花粉捣烂外敷治伤，书中以病犬的脑组织外敷伤口治疗狂犬病之法，可谓是免疫学之先驱。唐代孙思邈在《孙真人海上方》中记载了"朱甲末儿脐上贴"的方法治疗小儿夜啼。在宋代，我国开办了世界上最早的药局，对中药外治法也十分重视，如王怀隐的《太平圣惠方》载有"治卒腰痛至甚，起坐不得……附子（一两生用）、吴茱萸（一两）、蛇床子（一两），上件药，捣罗为末，每用半两，以生姜自然汁调如膏，摊故帛上，于痛处贴，用衣服系定"，记载了以膏药敷患处治疗腰腿痛的病案。明清时期是中医外治法发展的黄金时期，名医辈出，大量外科著作涌现，明代著名医家李时珍《本草纲目》中记载了许多穴位敷贴疗法，其中有不少至今仍然运用甚广，如以吴茱萸捣烂贴足心治口舌生疮。清代以吴师机《理瀹骈文》为中医外治法之集大成者，指出"膏中之药必得气味俱厚者，方能得力"，对穴位敷贴进行了系统的整理和理论探索，将治疗范围拓展至内、外、妇、儿、皮肤、五官等科，并依据中医基本理论，对内病外治的作用机制、遣方用药等方面，作了较为详细的论述，提出外治部位"当分十二经"，药物当置于"经络穴位……与针灸之取穴同一理"之论点。

三、治法介绍

（一）适用范围

1.适应证

（1）感冒、咳嗽、哮病、喘证、肺胀，包括西医学的上呼吸道感染、支气管哮喘、慢性支气管炎、慢性阻塞性肺气肿等；胃痛、腹痛、泄泻、呕吐、痞满、便秘等，包括西医学的慢性胃炎、溃疡性结肠炎、肠易激综合征、幽门痉挛、不完全性肠梗阻、肿瘤所致的疼痛与化疗药物性呕吐等；胸痹、眩晕、不寐等，包括西医学的冠心病、高血压、椎动脉供血不足、睡眠障碍等；淋证、癃闭等，包括西医学的慢性前列腺炎、慢性肾衰竭等。

（2）风寒湿痹证，如行痹、痛痹、着痹等，包括西医学的风湿性关节炎、骨关节炎、腰椎间盘突出症、强直性脊柱炎、股骨头坏死等。

（3）头痛、口僻等，包括西医学的偏头痛、血管性头痛、神经性头痛、面神经麻痹等。

（4）痛经、月经不调、乳癖等，包括西医学的盆腔炎、子宫内膜炎、乳腺增生等。

（5）小儿咳嗽、哮喘、泄泻等，包括西医学的小儿急慢性支气管炎、支气管哮喘、炎症性肠病等。

（6）鼻鼽、鼻渊等，包括西医学的变应性鼻炎、鼻窦炎等。

（7）湿疮、黄水疮、热疮、蛇串疮等，包括西医学的湿疹、脓疱疮、疱疹、带状疱疹、荨麻疹等。

2.禁忌证

（1）敷贴局部皮肤有创伤、溃疡、感染，或有较严重的皮肤病者，禁止贴敷。

（2）颜面五官部位、心脏及大血管附近慎用，不宜用刺激性太强的药物发疱，避免遗留瘢痕。

（3）孕妇腹部、腰骶部及某些促进子宫收缩的穴位，如合谷、三阴交等，有些药物如麝香等，孕妇禁用。

（4）艾滋病、结核病或其他传染病者慎用。

（二）穴位敷贴分类

穴位敷贴应用时根据药物特性及期望达到的疗效采用合适的赋形剂如醋、酒、蜂蜜等调和，形成膏剂、丸剂、饼剂，贴敷于穴位之上，产生相应的作用。主要有以下几类。

1.贴剂 将中药粉末与适宜赋形剂混合，制成薄片状贴于腧穴。

2.散剂 将中药按要求炮制并粉碎，直接把粉末敷于穴位或和水、白酒、醋、油等调拌成黏稠状再进行敷贴。

3.糊剂 将25%以上中药粉末与酒、醋、鸡蛋清等制成半固体外用制剂，也可将鲜药直接捣成糊状后贴于穴位。

4.膏剂 将中药煎煮、浓缩成膏状或将药粉与赋形剂调和，或用油浸、油炸、熬膏、下丹、摊膏等制成膏药贴于穴位。

5.饼剂 将药粉与面粉、水混合制成饼状，或中药浓煎液或新鲜药汁与面粉等混合制成饼状贴于穴位。

6.丸剂 将中药与赋形剂均匀混合后，制成绿豆状的药丸贴于穴位。

7.锭剂 将药粉与水或面糊等赋形剂，制成纺锤、圆锥、长方等不同形状的固体制剂，晾干，穴位敷贴时加水、醋、麻油等磨成粉末涂于穴位。

（三）穴位敷贴特点

穴位敷贴疗法是在整体观念的指导下，以经络学说为载体，通过药物刺激穴位或特定部位来达到治疗作用，能够在发挥药物作用的同时激发穴位和经络对机体的整体调节，达到防病治病的目的。其治疗特点主要有以下几方面。

1.作用直接，起效迅速 穴位敷贴疗法通过药物直接刺激体表穴位，透皮吸收，使局部药物浓度明显高于其他部位，治外达内，起效迅速，能发挥穴位和药物相结合的优点，作用直接，效果明显。

2.用药安全，副作用小 穴位敷贴疗法不经胃肠给药，无损伤脾胃之弊，治上不犯下，治下不犯上，治中不犯上下；如出现皮肤过敏或局部瘙痒、疼痛等副作用，可及时中止治疗，给予对症处理后症状可很快消失，再视情况决定是否继续使用。

3.简便易行，便于推广 穴位敷贴是在人体体表操作，因而比较安全可靠，副作用少，痛苦小，反应轻，易于接受；此外穴位敷贴的药物配伍及制作大多简单、易学易用，无需特殊的医疗设备及仪器。

4.取材广泛，价廉药俭　穴位敷贴所用的药物除了极少数是名贵药材外（如麝香），绝大多数为普通常见的中草药，甚至还包括葱、姜、蒜等食材，价格低廉，用药量较少，可明显减轻患者经济负担，节约大量药材。

5.疗效确切，适应证广泛　穴位敷贴疗法集穴位和药物治疗之所长，所用药物配伍组成多来自于临床经验总结，经过了实践验证，疗效确切；具有无创无痛的特点，适应人群广，可应用于内、外、妇、儿、骨伤等多个学科；对于老、幼虚弱之体，补泻难施之时，或不能服药之人，不能服药之症，尤为适宜；穴位敷贴除了可以用来治病外，还具有保健强身的功效。

四、操作要点

（1）操作前进行评估，详细询问患者临床表现、既往病史和药物过敏史，观察敷贴部位皮肤情况，过敏体质者或对中药、敷料成分过敏者应慎用。

（2）选取适当体位，充分暴露敷贴部位，核对选好的既定穴位。

（3）敷贴期间禁食生冷、海鲜、辛辣刺激性和大量肥甘滋腻食物。

（4）敷贴药物后注意局部防水、忌过量运动，避免汗出过多。

（5）对于胶布过敏者，可选用低过敏胶带或绷带固定药物。

（6）对于残留在皮肤的药膏等，不宜用汽油或肥皂等刺激性物品擦洗。

（7）据疾病的类型、发病的程度、患者症状、选用的中药，考虑个体差异决定穴位敷贴时间，一般敷贴4~8小时；含有强刺激性中药的，一般敷贴1~2小时，为减少过敏反应，一般敷贴时间不超过12小时。

（8）对婴幼儿或体弱多病患者应减少敷药时间，若治疗疗程较长，连续敷贴7天后应停药1天再继续敷贴；特别是同一部位敷贴时，更应注意不宜长时间连续用药，同一穴位一般连续敷贴不宜超过10次，以确保皮肤得到休息及恢复。

（9）注意敷贴温度，不宜过凉（不易粘贴）和过热（烫伤皮肤）。

（10）注意观察敷贴过程中，有无渗漏、滑脱、局部皮肤变化等。

（11）敷贴后局部皮肤出现潮红、轻微红肿、微痒、烧灼感、轻微疼痛等情况，可能为药物的正常刺激作用，排除过敏反应，一般不需要特殊处理，但应注意保持局部皮肤干燥，不宜使用洗浴用品，防止对局部皮肤的进一步刺激。

（12）敷贴处如有烧灼或针刺样剧痛，难以忍受时，可提前揭去药物，及时终止贴敷。

（13）对于含有有毒成分的敷贴药物须妥善保管，防止儿童误食中毒；对于含有斑蝥、砒石等一些剧毒药物的穴位敷贴须在术者指导下进行，不宜过量或长时间使用，创面大者亦不宜使用，以防止吸收中毒。

（14）注意保持实施过程中穴位选定、药物剂量、用药时间等的一致性。

第五节　耳穴压豆

一、定义

耳穴压豆，也称为耳穴埋籽，是将王不留行等药籽或菜籽准确地粘贴于耳廓的穴位或反应点上，给予适度的揉、按、捏、压，使其产生酸、麻、胀、痛等刺激感，可以疏通经络气血、调整脏腑阴阳，从而达到防治疾病的一种中医特色外治疗法。

二、历史沿革

《黄帝内经》中记载，"耳者，宗脉之所聚也"，足太阳分支到耳上角，足阳明上耳前，足少阳下耳后，分支到耳中，手太阳分支到耳上角，手阳明别络入耳中，阴经通过其别支合于阳经而与耳部相聚也。《灵枢·邪气脏腑病形》篇云："十二经脉，三百六十五络，其血气皆上于面而走窍……其别气走于耳为听"。耳与经络之间有密切的联系。《痘科书》中记载："耳上属心，凡出痘时宜红色而热……耳下属肾，凡出痘时其色宜红紫带冷"。隋朝杨上善在《黄帝内经太素》中记述："小肠病者，当耳前热""厥阴头痛，头痛甚，耳前后脉涌有热"。唐代孙思邈《备急千金要方》记载"耳中穴，在耳门孔上横梁是，针灸之，治疗马黄黄疸、寒暑疫毒"；孙思邈根据临证体验和观察指出："耳坚者则肾坚，肾坚则肾不受病，不病肢痛""耳薄者则肾脆，脆则伤热，热则耳吼闹，善病消瘅"。明代杨继洲《针灸大成》中记述："耳尖穴在耳轮上，卷耳取尖上是穴，治眼生翳膜"。清代汪宏《望诊遵经》中专有"望耳诊病法纲"讨论耳廓望诊；清末张振鉴著成的《厘正按摩要术》，将耳背分属五脏，耳背中属脾，耳背外属肝，耳背内属肺，耳背上属心，耳背下属肾，为耳穴定位提供了思路。1958年法国医学博士诺基尔发现并首次提出耳廓形如"胚胎倒影"的耳穴图。1995年美国国际耳穴培训中心提出耳穴近脑学说，耳穴作用原理与中枢神经、自主神经、体液系统、免疫系统、遗传系统、病理形态系统有关，充实了耳穴诊治疾病的原理。将耳视为倒立的胎儿，内在脏腑与四肢躯干均在耳廓部有对应点，通过耳廓视诊这些对应点色与形的改变，以及局部脱屑、丘疹、结节、压痛敏感等反应，诊断内在脏腑的生理与病理变化，选择这些对应点压豆，并施以按、压、捏等外力刺激，经神经与经络的感传效应，可调整内在脏腑与气血失调。

三、治法介绍

（一）适用范围

1.适应证

（1）咽痛、咳嗽、哮病等，包括西医学的咽喉炎、扁桃体炎、气管炎、过敏性哮喘等；心悸、不寐、眩晕等，包括西医学的心律不齐、失眠、神经衰弱、高血压等；胃痛、呕吐、呃逆、泄泻、便秘、腹痛等，包括西医学的慢性胃炎、功能性胃肠病、膈肌痉挛、消化不良、过敏性结肠炎、不全性肠梗阻等；胁痛，包括西医学的肋间神经痛、胆结石等。

（2）痹证、痿证等，包括西医学的坐骨神经痛、肩周炎、末梢神经炎、肢体麻木以及扭伤、挫伤、落枕等外伤性疼痛等。

（3）痛经、月经不调、崩漏等，包括西医学的盆腔炎、子宫内膜炎、功能性子宫出血等。

（4）头痛、疟腮等，包括西医学的偏头痛、紧张性头痛、三叉神经痛、腮腺炎等。

（5）鼻衄、鼻渊等，包括西医学的过敏性鼻炎、慢性鼻炎、鼻窦炎等。

（6）风疹、蛇串疮、面疮等，包括西医学的面部扁平疣、荨麻疹、带状疱疹等。

（7）其他包括多汗、肥胖、遗尿、青少年近视、催乳等。

2.禁忌证

（1）耳廓皮肤有冻疮，局部有炎症、湿疹、溃疡者禁用。

（2）经期妇女慎用，以防造成月经量过多。

（3）妊娠妇女、习惯性流产史者禁用。

（4）严重器质性疾病（如心脏病）及重度贫血者禁用。

（5）对乙醇、胶布过敏者禁用。

（二）耳穴压豆分类

1.常用的选穴方法

（1）直接观察法：对耳廓进行全面检查，观察有无脱屑、水疱、丘疹、充血、硬结、疣赘、色素沉着等，出现以上变形、变色点的相应脏腑器官往往患有不同程度的疾病，可以用耳穴贴压治疗。

（2）压痛点探查法：当身体患病时，往往在耳廓上相应的地方出现压痛点，而这些压痛点，大多是所应选用的穴位。方法是用前端圆滑的金属探棒，以近似相等的压力，在耳廓上探查，当探棒压迫痛点时，病人会呼痛、皱眉或出现躲闪动作。

2.常用的按压手法

（1）对压法：术者用拇指、示指置于耳廓的正面、背面，相对压迫贴于耳穴上的贴压物，拇指示指可边压边左右移动或做圆形移动，寻找痛胀明显的位置，一旦找到"敏感点"，则持续压迫20~30秒，使贴压处出现酸、麻、胀、痛感，可在耳廓前面和背面相对进行贴压，其刺激量则更大，每日按压3~5次。本法是一种强刺激手法，属于泻法。

（2）直压法：术者以指尖垂直按压贴压物，至贴压处产生胀、痛感。持续按压20~30秒，间隔少许，重复按压，每穴区4~6次，每日按压3~5次。此法也是一种强刺激手法，强度弱于对压法。

（3）点压法：术者用指尖一压一松、间断地按压耳穴，每次间隔0.5秒。本法不宜用力过重，以贴压处感到胀而略感刺痛为度，每穴每次可点压20~30次，每日3~5次，此法属于补法。

（4）揉按法：术者用指腹轻轻将贴压物压实，然后顺时针带动贴压物皮肤旋转，以贴压处有胀、酸、痛或轻微刺痛为度。每穴每次轻轻揉按4~5分钟，每天3~5次，此法属于补法。

（三）耳穴压豆特点

耳穴压豆一般采用王不留行、白芥子，以王不留行多用，操作时将王不留行等药物贴于患者耳穴处，刺激耳廓穴位或反应点，通过经络传导，达到防治疾病的目的。其特点有以下几个方面。

1.操作简便，疗效持久 耳穴压豆方法操作简单，易于掌握，取材方便、疗效确切、安全经济、不良反应小，适用于多种功能性疾病和器质性疾病；刺激效应稳定，灵活可靠，作用持久，可根据病情变化需要随时按压和调整；而且不受时间、地点约束，疗效稳定，尤其对老年人、儿童、怕针者更为适宜。

2.疏通经络，解痉止痛 通过刺激耳廓相应部位，可调整机体功能、平衡阴阳、通行气血、激发经气从而达到止痛的目的，同时使机体脏腑对疼痛刺激引起的感觉和反应受到抑制，改善和缓解肌肉痉挛状态，提高痛觉耐受性。

3.镇静安神，清热解毒 贴压耳穴相应穴位可缓解患者焦虑抑郁情绪，调节神经，稳定心率和舒张血管，达到气血调和、阴阳平衡、提高睡眠质量的目的；同时可调节体温、摄食和水平衡，增强机体功能。

4.健脾养血，补肾调经 耳穴贴压脾、胃、肾、肝、三焦等穴位，可健脾胃、助运化、腐熟水谷、吸取精华、化生血液、滋养全身脏腑；肾主胞宫，通过耳穴贴压可补肾固精、滋阴壮阳、补骨生髓、刺激骨髓造血，进而调固冲任，达到养血调经效果。

四、操作要点

（1）首先对耳廓进行全面检查，当身体某器官部位患病时，耳廓上会出现相应部位的压痛点，可采用前端圆滑的金属探棒或火柴棍，以近似相等的压力，在耳廓上探查穴位点。

（2）操作时术者以乙醇棉球轻擦消毒，左手手指托持耳廓，右手用镊子夹取割好的方块胶布，中心粘上准备好的药豆，对准穴位紧贴压其上，并轻轻揉按20~30秒。每次以贴压5~7穴为宜，每日按压3~5次，隔1~3天更换1次，两组穴位交替贴压，两耳交替或同时贴用。

（3）贴压耳穴应注意防水，注意观察耳部皮肤情况，留置期间以免胶布脱落或污染；对普通胶布过敏者改用脱敏胶布。

（4）夏季易出汗，贴压耳穴不宜过多，时间不宜过长，留置时间1~3天，以防胶布潮湿或皮肤感染，冬天留置3~7天。

（5）耳廓皮肤有炎症或冻伤、破溃者，有习惯性流产史孕妇，重度贫血者不宜使用。

（6）对过度饥饿、疲劳、精神高度紧张、年老体弱者按压宜轻，急性疼痛性疾病宜重手法强刺激。

（7）根据不同疾病采用相应的体位，如胆石症取右侧卧位、冠心病取正坐位、泌尿系结石取病侧在上的侧卧位等。

（8）耳穴压豆法属于个体化治疗，效果受多种因素的影响，只有在辨明病证、找准穴位的情况下才能起到良好的效果，不可盲目乱用，务必在医务人员指导下进行贴压。

（9）按压时揉搓力度不宜过大，以免搓伤皮肤造成感染。

第六节　外洗

一、定义

中药外洗为中医外治法之一，以中药煎煮汤剂在患处进行淋洗、浸泡或湿敷，达到治疗疾病的目的。

二、历史沿革

中药外洗疗法历史悠久，古代称为"渍洗"。《礼记·曲礼》有中药外洗治疗皮肤病的方法："头有疮则沐，身有疡则浴"。《五十二病方》记载"蚖：（啻）兰，以酒沃，饮其汁，以宰（滓）封其痈，数更之，以熏"，将药物捣出药汁敷在患处治疗蛇虫咬伤等疾病，为中药外洗的雏形。春秋战国至秦汉时期是中药外洗疗法治疗疾病理论的初步形成时期。《黄帝内经》载有"寒者热之，热者寒之……摩之浴之"，"浴之"即为中药外洗疗法，为中药外洗法初步奠定了理论基础。东汉医家张仲景《伤寒杂病论》记述了中药外洗治疗筋骨损伤疾病："煎汤浴衣被盖复……痛楚立鲜"；《金匮要略》记载了用苦参汤治疗狐惑病（狐惑之为病，状如伤寒，默默欲眠，目不得闭……蚀于下部，则咽干，苦参汤洗之）、百合方洗身治疗百合病（百合病，一月不解，变成渴者，百合洗方主之）、狼牙汤治疗阴疮（少阴脉滑而数者，阴中即生疮，阴中蚀疮烂者，狼牙汤洗之）、矾石汤浸脚治疗脚气冲心（矾石汤：治脚气冲心。矾石二两，上一味，以浆水一斗五升，煎三五沸，浸脚良）等，推动了中药外洗疗法的发展。到魏晋隋唐时期，中药外洗疗法广泛用于内、外、妇、儿、五官、皮肤等各科疾病的预防和治疗。《刘涓子鬼遗方》是我国现存的第一部外科专著，收载了151首方剂，包括洗、溃、敷、贴等，广泛应用于痈疽疮疖和骨折筋伤等。隋唐时期涌现出诸多中药外洗法治疗疾病的著作，如《备急千金要方》《千金翼方》《外台秘要》等。宋金元时期，中药外洗疗法得到了进一步发展，如元代医家齐德之《外科精义》有曰："夫渍法者，宣通行表发散邪气使疮内消也，盖汤火有药涤之功……渐渐洗渍沐浴之"。明代医家李时珍《本草纲目》记载有

"痔疮肿痛，冬瓜煎汤洗之""妇人阴痒，蛇床子一两，白矾二钱，煎汤频洗""风眼赤烂，明净皮硝一盏，水二碗煎化，露一夜，滤净澄清，朝夕洗目，三日其红即消，虽半世者亦愈也"。清代医家吴尚先所著《外治医说》从理论上对中药外洗疗法做了深入探讨，并提出"外治之理，即内治之理，外治之药，即内治之药，所异者，法耳"的著名论断，认为中药外洗疗法为"虽治在外，无殊治内"。近代医家运用中药外洗广泛治疗皮肤疾病、痔疮、脱肛、小儿黄疸等。因此法疗效可靠，副作用少，简便易行，患者易于接受，故时至今日仍广泛使用。

三、治法介绍

（一）适用范围

1.适应证

（1）带下病、阴痒等，包括西医学的各种阴道炎、外阴瘙痒等。

（2）鹅掌风、圆癣、白疕、湿疮、风热疮、疖、痈、丹毒等，包括西医学的手足癣、体股癣、银屑病、湿疹、玫瑰糠疹、掌跖脓疱病、脂溢性皮炎、痤疮、冻疮等，以及由于糖尿病、尿毒症等引起的皮肤瘙痒症等。

（3）痹证：风湿热痹、着痹、痛痹等，包括西医学的关节炎、关节疼痛、软组织损伤、腰肌劳损、腰肌筋膜炎等。

2.禁忌证

（1）重度高血压、心功能不全、急性脑血管病、重度贫血、恶性肿瘤、癫痫、严重动脉闭塞性疾病、急性传染病等。

（2）年龄过大或体质特别虚弱者。

（3）过敏体质者。

（4）妇女月经期不能使用坐浴。

（二）中药外洗分类

中药外洗根据方法不同可分为熏洗法、淋洗法、溻渍法等。

1.熏洗法　是熏法与外洗的结合，当中药汤剂温度较高时，先进行熏蒸，温度适中时，将患病部位浸入药液中或淋洗患部。

2.淋洗法　运用药液对患病部位进行淋洗，既能简单清洁局部，又能抗感染，可用于有溃脓感染的伤口。

3.溻渍法　使用干净的毛巾或布等蘸取药液热渍患处，使之保持一定的热度，用于躯干部、面部等不能浸入药液的患病部位的治疗。

（三）中药外洗特点

（1）中药外洗的作用途径避免了胃肠道首过效应，对胃肠刺激均较口服药小；使用安全方便、副作用少、疗效可靠、适应证广、易于推广。

（2）根据不同病证辨证选取药物，更具针对性。通过药物对特定部位、穴位的刺激，疏通经络、调经理气、调整脏腑功能；通过中药热力及药理作用活血化瘀、消肿止痛。针对病证特点，应用金银花、蒲公英、马齿苋、生地黄、牡丹皮等清热解毒药物清洗患处，可清热解毒、凉血消肿；应用白蔹、泡泡草、半枝莲、鸡骨草等，可活血排脓、敛疮生肌。

（3）药物经皮肤吸收，直达病所，聚束毒邪，清洁创面，还可经肌腠、毛窍深入脏腑，达到内外合治的作用。

四、操作要点

（1）中药外洗疗法由于药液直接接触皮肤，不建议使用腐蚀性、刺激性较强的药物，作用峻猛或毒性药物应严格控制用量。

（2）药物制备、器具选择、煎煮时间与方法、药液温度等均要求有一致的标准和操作过程。

（3）外洗药物的准备：根据不同的外洗部位结合用药量加入适当水。水量较内服用量大，一般为5~10L。煎煮器具因水量要求大容量，一般选择不锈钢器具，用量筒统一加入定量煎煮用水。煎煮方法一般为：先将药物置于容器中，加冷水浸泡30分钟，加盖后武火煎煮，煮沸后改用文火煎煮。过程中注意适度搅拌，搅拌间隔和每次搅拌时间统一规定并避免糊锅。一般煮沸后改文火煎煮10分钟，滤取第一次药液，再加入定量热水，依法煎煮，取第二次药液，两次混匀。使用方法：一般外洗药可两天一剂，试验时一天一剂。一天分两次外洗，每次20~30分钟，药液温度为温热，不可过凉或过热，控制在40℃左右，偏差可有0.5℃。对于浸泡前的汽蒸时间需提前做好规定。对于皲裂性湿疹、皮肤肥厚、扁平疣等可适当提高温度和浸泡时间，以可耐受为宜。

（4）治疗开始前需充分评估患者耐受性、皮肤情况、有无禁忌证等，与患者提前做好沟通，做到充分告知。

（5）治疗过程中密切观察患者的一般情况，及时询问患者的感受，注意有无不适。若有不适，立即停止外洗；针对可能出现的不良反应，研究者应提前制定处理预案。

第七节 熏蒸

一、定义

熏蒸疗法以中医学基本理论为指导，用中草药煮沸后产生的气雾进行熏蒸，借中药热力作用于患病部位，产生一定的刺激，起到扩张局部血管、促进血液循环、温通血脉的作用，从而达到改善体质、缓解病痛、治疗疾病的目的。

二、历史沿革

熏蒸记载最早见于《五十二病方》，"取溺五斗，以煮青蒿大把二，鮒鱼如手者七……为窍，以熏痔，药寒而休""牝痔有空而栾，血出者方：取女子布，燔，置器中，以熏痔，三而止"，详细描述了运用熏蒸治疗痔瘘的方法，可分为直接熏、埋席下熏、置器皿熏、地下挖洞燔药坐熏等。秦汉时期，古人开始了对熏蒸理论的探索，《黄帝内经》有言"其有邪者，渍形以为汗"，此处"渍形"即为熏蒸治疗，并记载了用椒、姜、桂和酒煮熏治关节肿胀、疼痛、伸展不利等痹证。熏蒸疗法最早医案记录见于西汉《史记·扁鹊仓公列传》，书中记述了采用熏蒸疗法治疗济北王侍女韩女腰背痛的病历："窜以药，旋下，病已"，"窜"即为药物熏蒸治疗。东汉张仲景《伤寒杂病论》述及"若太阳病证不罢者，不可下，下之为逆，如此可小发汗。设面色缘缘正赤者，阳气怫郁在表，当解之熏之"，此为熏蒸疗法助阳解表治疗表证的记载，具体方法：用薪火烧地，辅以树叶，洒水，或用桃叶等熬水，置患者于其上，熏蒸取汗解表；《金匮要略》记载了雄黄熏治肛门（蚀于肛者，雄黄熏之）。晋代医家葛洪《肘后备急方》中有熏蒸方治疗内科急症的记录："治霍乱心腹胀痛……浓煮竹叶汤五六升，令灼已转筋处"，其中"灼"即熏蒸治疗。唐宋金元时期，熏蒸疗法已广泛用于内、外、妇、儿、皮肤、五官等各科疾病的防治。唐朝孙思邈《备急千金要方》记载有许多熏蒸疗法，涉及内、外、妇、儿、眼、骨伤诸科，更将熏蒸疗法分为烟熏法、气熏法、淋洗法等，如烟熏法："治咽喉中痛痒，吐之不出，咽之不入……以青布裹麻黄烧，以竹筒盛，烟熏咽中"。张从正《儒门事亲》从理论上对熏蒸疗法做了系统论述，将熏蒸归于"汗法"，认为凡宜解表或汗者皆宜用之，可见当时对熏蒸疗法已有深入的认识。明

代医家李时珍在《本草纲目》中多处记载用熏蒸法治疗诸疾，如
"咳逆打呃，硫黄烧烟，嗅之当止"。陈实功《外科正宗》、王肯
堂《证治准绳》、张介宾《景岳全书》等著作都有熏蒸疗法相关记
载。迄至清代，熏蒸疗法日臻完善，特别是吴尚先的《理瀹骈文》
与赵学敏的《串雅外编》，前者记载熏法多达50多处，后者记有
"薰法门、蒸法门"专篇。中药熏蒸疗法简便有效，被广泛应用
于临床。

三、治法介绍

（一）适用范围

1.适应证

（1）感冒、咳嗽、哮病、喘证、不寐、胃痛、腹痛等，包括
西医学的普通感冒、急性上呼吸道感染、哮喘、失眠、急性或慢
性胃炎、胃肠功能紊乱、胃肠痉挛等。

（2）女子带下病、腹痛、痛经、闭经等，包括西医学的慢性
盆腔炎、原发性痛经、闭经等。

（3）风疹、白疕、蛇串疮、湿疮、风热疮等，包括西医学荨
麻疹、银屑病、玫瑰糠疹、带状疱疹、寻常性鱼鳞病、痤疮、激
素依赖性皮炎、皮肤慢性溃疡等。

（4）痹证，如寒痹、着痹、痛痹等，包括西医学的类风湿关
节炎、肩周炎、颈椎或腰椎间盘突出症、强直性脊柱炎、退行性
腰椎管狭窄症、软组织损伤、腰肌筋膜炎等。

2.禁忌证

（1）重度高血压、心功能不全、冠心病、急性脑血管病、重
度贫血、恶性肿瘤、癫痫、严重动脉闭塞性疾病、急性传染病等。

（2）有开放性伤口、感染性病灶、年龄过大或体质特别虚
弱者。

（3）妊娠期及月经期妇女。

（4）过敏体质者。

（二）熏蒸疗法分类

广义的熏蒸疗法，包括烧烟熏、蒸气熏和药物熏蒸三法；狭义的熏蒸即药物熏蒸，指在中药煎煮或燃烧时趁热行药气熏蒸，或间有洗浴。本文所述为狭义熏蒸。

根据熏蒸部位的不同，熏蒸疗法分为全身熏蒸法及局部熏蒸法，局部熏蒸法根据施治部位不同分为头面熏蒸法、手足熏蒸法、眼部熏蒸法、坐浴熏蒸法。

全身熏蒸法：一般借助一定的仪器设备，遵医生处方煎煮后的药液对全身（头面部除外）进行熏蒸治疗。

局部熏蒸法：将中药加热煮沸，倒入容器中，将患部置于容器上方，与药液保持一定距离，以感觉皮肤温热舒适为宜，对患处进行熏蒸，如头面、手足、眼部、会阴或肛门等。

（三）熏蒸疗法特点

（1）适应证广，简便易行，易于接受和推广，效果显著，广泛应用于各科疾病。

（2）熏蒸疗法是中医外治法的重要组成部分，其毒副作用小，避免了对胃肠道的损害，安全系数高。

（3）中药熏蒸治疗在温、湿度适中的环境能消除疲劳，给人以舒畅之感，同时可以缓解皮肤紧张、肌肉痉挛和强直，从而减轻和缓解关节的疼痛等。

（4）中药熏蒸直接作用于人体皮肤，直达病灶，药物经过充分吸收，发挥其疗效。

（5）内病外治，由表及里，疏通经络，发挥发汗解表、和卫散邪、疏通腠理、调气和血、解毒辟秽等疗效。

四、操作要点

（1）熏蒸疗法的试验设计应规定合理的治疗时间，选择合适的体位，充分考虑疗效与安全性，不推荐长时间、高温度以求疗效的激进操作。

（2）针对熏蒸所用药液，术者应提前进行评估、演练，明确在预计熏蒸时间范围内所需药液的体积及浓度配比，以防出现药液提前蒸干，引发安全事故。

（3）熏蒸治疗开始之前术者需充分评估患者耐受性、皮肤情况、有无禁忌证等，与患者提前做好沟通，做到充分告知。

（4）熏蒸温度、时间的考虑：熏蒸温度加热调节需规定明确梯度，包括时长及增加温度，遵循由低到高缓慢调节升高温度的原则。头面部（除眼部）熏蒸法，考虑头面部器官脆弱、耐受差，时间宜短，建议在20分钟左右；躯干及四肢耐受度相对其他部位较强，时间可以略长，建议治疗时间在30分钟左右；躯干及四肢部位的施术温度建议在40℃左右，即略高于皮温，眼部蒸法一般建议温度略低。全身熏蒸结束后，起身时需缓慢，避免因体位改变引起的血压变化导致眩晕。熏蒸后不可立即淋浴，须在规定时间统一清洗，以免个体间药效丧失不一致。

（5）中药熏蒸过程中密切观察患者的一般情况，并及时询问患者对中药熏蒸的感受，应注意有无恶心、呕吐、胸闷、气促、心跳加快等不适，严防出现出汗虚脱或头晕，若有不适，立即停止熏蒸；针对可能出现的不良反应，研究者应提前制定处理预案。

（6）熏蒸治疗切莫在空腹状态下进行，治疗后统一饮用300~500ml温开水。冬季熏蒸后应注意保暖。

（7）老人和儿童应有专人陪护。

第八节 火疗

一、定义

火疗是利用乙醇燃烧的热力作用，促进局部药物吸收，刺激腧穴和病位，通过经络传导，激活人体经络功能，调整机体阴阳气血运行从而达到治疗疾病的目的。

二、历史沿革

火疗是传统火灸疗法的简称，是针灸的延伸，属于中医温熨疗法。火疗的文献记载，可追溯至春秋战国。1973年湖南长沙马王堆三号汉墓出土的帛书《足臂十一脉灸经》《阴阳十一脉灸经》，既是已知最早关于经脉的专著，又是首次记载火灸疗法的医学典籍。据考证，最早关于使用火法防治疾病的记载出自《五十二病方》，书中提到"炙、熏、熨、灸"4种疗法；其中以"炙法"为例，包括直接用火烤炙患处、用火烤炙他物再以烤炙之物进行治疗。《黄帝内经》中有"灸、熨、焫"等3种方法的记载，如《灵枢·病传》："余受九针于夫子，而私览于诸方，或有导引行气、乔摩、灸、熨、刺、焫、饮药之一者。"东汉张仲景《伤寒杂病论》中亦记载了"温针、烧针、灸、熨、熏"等5种疗法，其中运用最多的是灸法。此外，《伤寒杂病论》中有多处论述误用火疗法产生的变证"火逆证"的形成机制、病机变化及治疗方法，例如"伤寒脉浮，医以火迫劫之，亡阳必惊狂，卧起不安者，桂枝去芍药加蜀漆牡蛎龙骨救逆汤主之""太阳病，以火熏之，不得汗，其人必躁，到经不解，必清血，名为火邪"等，说明火疗法的应用在东汉是颇为盛行的。唐代医家孙思邈《备急千金要方》中有"烧铁烙治瘰疬"的记载。根据古代医籍描述，可将古代火疗法归纳为炙、焫、熏、熨、灸、温针、烧针、烙等8种方法，与现在所说的火疗法不甚相同。火疗法因其危险系数较高，大部分医院对此种方法的使用较少，且未被国家中医药管理局纳入中医外治法的推荐方法之内，现多为民间使用。

三、治法介绍

（一）适用范围

1.适应证

（1）痹证，如行痹、着痹、痛痹等，包括西医学的关节炎、肩周炎、软组织疼痛（如：软组织挫伤、腰肌劳损）等。

（2）阳虚体质患者（表现为形寒肢冷、四末不温、下利清谷或五更泄泻等）。

2.禁忌证

（1）严重心脑血管疾病、肝肾疾病等。

（2）认知障碍、精神疾病等不能配合治疗者。

（3）皮肤病、局部皮肤有破溃感染者以及感知障碍者等。

（4）过敏体质者。

（5）妊娠期妇女。

（二）火疗分类

广义上的火疗是传统中医火灸疗法的简称，又称灸疗、灸法。古今火灸疗法共分为14大类，115种，是我国针灸医学的重要组成部分。

（三）火疗特点

（1）火疗法是在古传熏蒸疗法、民间热敷疗法、火烧疗法的基础上发展而成的自然疗法，集合了针灸、按摩、熏蒸等疗法的优势，是现代科学与中医学、古老玄学相结合的创新产物。

（2）火疗属于中医外治法，通过透皮吸收药物成分，可以直达病所，发挥疗效。

（3）火疗按八法之性，属温热疗法，可温通经脉、散寒除湿；行气活血、消瘀散结；温阳补虚、补中益气，对于阳虚体质及辨证属寒湿证的病证具有较好的临床疗效。

（4）防病保健、强身益寿。火疗能温阳，作用于足三里、关元、大椎等穴位，能激发人体正气，提高抗病能力，起到保健治病、延缓衰老、强身益寿之功。

四、操作要点

（1）治疗开始前，需充分评估患者皮肤情况、有无禁忌证等，并与患者做好沟通，做到充分告知，消除其紧张情绪。

（2）中药火疗法属于危险系数较高的一种中医外治法，因此在决定开展相关临床试验之前，主要研究者及团队应对火疗的安全性、可操作性进行充分评估；其次，应当制定详细的标准操作规程（SOP）用以指导火疗操作；采用理论与实践相结合的方式对术者进行培训、考核，经考核合格后方可上岗操作。

（3）火疗涉及的中药可以是药饼、中药药液等，根据所选定的适应证及治疗部位进行选择，并对药物配比、制剂方法等做出统一规定。中药火疗最常使用的是经过中药药液充分浸泡的药绳，亦是此操作的关键环节，具体为：将药绳放到人体背部，然后盖上一层保鲜膜，这样可以防止火疗时热量挥发。保鲜膜上放两层湿毛巾，沿着药绳走形撒定量乙醇，然后点燃乙醇。在操作过程中，术者注意力要集中，药液适量，过多，患者不能耐受；过少，则火力不足达不到疗效。关键应掌握蘸取药液的量，火候要适中，以患者能耐受、感觉舒适为度。否则，操作不慎易引起烫伤。

（4）火烧时间长短、穴位选取等对火疗的实施及效果发挥均至关重要，因此试验前期需作出充分的评估。火疗法需要多次扑灭及再次点燃，多次重复操作带来的温度过高可能引起皮肤烫伤，因此建议实施过程中可以使用智能温控器对温度进行监控，避免不良反应的发生。术者进行操作时应注意控制操作时机，通过控制灭火时机控制最高温度的出现，通过控制再次点火时机控制最低温度的出现，术者可将温度波动控制在更加合理的范围内，以保障患者的安全性和提高患者的舒适度。

（5）治疗过程中密切观察患者的一般情况，并及时询问患者对治疗部位温度的感受，应注意有无恶心、呕吐、胸闷、气促、心跳加快等不适，严防出汗虚脱或头晕，若有不适，立即停止治疗；针对可能出现的不良反应，术者应提前制定处理预案。

（6）火疗切忌在空腹状态下进行，治疗后适当饮用温水，仰卧位观察45分钟。火疗后12小时内不能洗澡（至少6小时后方可用温水洗手和脸部）。

第九节　刮痧

一、定义

刮痧是指用特定的器具，依据中医经络腧穴理论，蘸取一定的介质后，采用相应的手法在体表进行刮拭，出现皮肤潮红，或红色粟粒状，或紫红色，或暗红色的血斑、血泡等出痧变化，通过活血化瘀、祛邪排毒以防治疾病的一种外治法。

二、历史沿革

刮痧疗法的历史源远流长，具体发明年代难以考证，医家多认为砭石疗法是刮痧或刺络疗法的萌芽，《黄帝内经》中记载了砭石、毒药、灸焫、九针、导引按跷等治疗疾病的方法，其中砭石、九针等均与刮痧疗法的源流有着紧密的联系。我国最早的医学方书《五十二病方》中载有"候之，有血如蝇羽者"，其中"血如蝇羽"与后世的刮痧法使皮肤出现出血点相似；"布炙以熨""抚以布"与现代刮痧中的摩法、擦法有密切的关系。"痧"字从"沙"衍变而来，最早"沙"是指一种病证，因很多病证刮拭后皮肤表面都会出现红色、紫红色或暗青色的类似"沙"样的斑点，人们逐渐将这种疗法称为"刮痧疗法"。刮痧疗法长期流传于民间。宋元时期，民间广泛流传使用汤匙、铜钱蘸水或油刮拭背部来治疗疾病。元明以后，民间治疗痧病的经验引起医学家的注意，相继涌现出多部医学专著。元代医家危亦林《世医得效方》是最早对于"刮痧"有文字记载的医学著作，记录了绳擦法治疗沙病："治沙证，但用苎麻蘸水于颈项、两肘臂、两膝腕等处戛掠，见得血凝皮肤中，红点如粟粒状"；且较早地对痧证作了明确记述："心腹绞痛，冷汗出，胀闷欲绝，俗谓搅肠痧"。此外，杨清叟《仙传外科秘方》、王肯堂《证治准绳》、虞抟《医学正传》、龚廷贤《寿世保元》、张景岳《景岳全书》等，均记载有痧证及治痧的经验。《景岳全书》对刮痧疗法的作用机制及部位进行了论述："细穷其义，盖以五脏之系，咸附于背，故向下刮之，则邪气亦随而降。凡毒气上行则逆，下行则顺，改逆为顺，所以得愈。虽近有两臂刮痧法，亦能治痛，然毒深病急者，非治背不可也。"至清代，刮痧疗法盛行。《张氏医通》有："尝考方书，从无痧证之名……世俗以瓷器蘸油刮其脊上，随发红斑者，谓之曰痧""举世有用水搭肩背及臂者，有以苎麻水湿刮之者，以瓷碗油润之者"。郭志邃撰写的《痧胀玉衡》为我国第一部刮痧专著，该书对痧证的病源、流行、表现、分类与刮痧方法、工具以及综合治疗等方面都做了较为详细的论述，其中就包括刮痧法、焠痧法、放痧法、搓痧法四种刮痧治疗疾病的方法，对后世产生了深远影响。在治疗方面指出"背脊颈骨上下，及胸前胁肋，两背肩痧，用铜钱蘸香油刮之；头额腿上痧，用棉纱线或麻线蘸香油刮之""痧在肌肤者，刮之而愈；痧在血肉者，放之而愈""凡气分有痧，宜用刮；血分有痧，宜用放""肌肤痧用油盐刮之，则痧毒不内攻；血内痧有青紫筋，刺之则痧毒有所泄"。吴师机《理瀹骈文》记载有刮痧治疗腹痛："阳痧腹痛，莫妙以瓷调羹蘸香油刮背，盖五脏之系，咸在于背，刮之则邪气随降，病自松解"。此后，刮痧疗法薪火相传，沿用至今。

三、治法介绍

（一）适用范围

1.适应证

（1）感冒、咳嗽、不寐、呕吐、泄泻、眩晕等，包括西医学的感冒发热、头痛、急性或慢性支气管炎、失眠、急性或慢性胃炎、肠炎、腹泻、便秘、高血压等。

（2）痛经、闭经、月经先后不定期等，包括西医学的原发性痛经、闭经、月经不调及产后疼痛等。

（3）小儿疳积、积滞、痴呆、遗尿等，包括西医学的小儿营养不良、胃肠功能紊乱（腹泻、便秘、消化不良等）、生长发育迟缓、遗尿等。

（4）痹证，如行痹、着痹、痛痹等，包括西医学的类风湿关节炎及颈椎病、腰椎病导致的各种疼痛、肩周炎、小关节错位（落枕）、软组织疼痛及其他神经性疼痛等。

2.禁忌证

（1）有出血倾向的疾病，忌用本法治疗或慎用本法治疗。如血小板减少性疾病、过敏性紫癜、白血病等。

（2）新发生的骨折部位不宜刮痧，须待骨折愈合后方可在患部刮拭。外科手术瘢痕处在两个月以后方可局部刮痧。恶性肿瘤患者术后，瘢痕局部慎刮。

（3）传染性皮肤病，伴或不伴有开放性伤口或其他感染性病灶等，如疖肿、痈疮、瘢痕、溃烂等传染性皮肤病及不明原因的皮肤包块等，均不宜直接在病灶部位刮拭。

（4）年龄过大或体质特别虚弱者。

（5）妊娠期及月经期妇女。

（6）过敏体质者。

（二）刮痧疗法分类

刮痧包括持具操作和徒手操作两大类。持具操作包括刮痧法、挑痧法、放痧法。徒手操作又叫撮痧法，具体为揪痧法、扯痧法、挤痧法、焠痧法、拍痧法。刮痧的器具多为牛角类、玉石类，使用的介质多为油类液体制剂、乳膏或霜等。

1.刮痧法

（1）直刮法指在施术部位涂上刮痧介质后，用刮痧工具直接接触患者皮肤，在体表的特定部位反复进行刮拭，至皮下呈现痧痕为止。

（2）间接刮法是先在刮拭部位放一层薄布，再用刮拭工具在布上刮拭，称为间接刮法。此法可保护皮肤，适用于儿童、年老体弱、高热、中枢神经系统感染、抽搐、某些皮肤病患者。

2.挑痧法

挑痧法是术者用针挑患者体表的一定部位以治疗疾病的方法。

3.放痧法

放痧法又分为"点刺法"和"泻血疗法"，与针刺的刺络放血相类似。

4.揪痧法

揪痧法指在施术部位涂上刮痧介质后，术者五指屈曲，选用示、中指的第二指节对准施术部位，将皮肤与肌肉揪起，然后瞬间用力向外滑动再松开，这样一揪一放，反复进行，并连续发出"巴巴"声响，同一部位连续重复操作数次，直至皮肤出现痧点。

5.扯痧法、挤痧法

扯、挤痧疗法为术者用示指、大拇指提扯、挤压患者的皮肤或特定部位，使表浅的皮肤和部位出现紫红色或暗红色的痧点。

6.焠痧法

术者将灯心草蘸油点燃，接触患病部位的皮肤表面后立即离开，此种方法危险系数较高，临床应用较少。

7.拍痧法

拍痧法是指术者使用虚掌或者刮痧板拍打患病部位皮肤，使表浅的皮肤和部位出现紫红色或暗红色的痧点。

（三）刮痧疗法特点

1.使用工具简单 只需一块薄厚合适、材质无害、表面光滑、使用方便的刮痧板和适量润滑剂。

2.操作方法简单 只需掌握人体各部位的基本刮拭操作，随时随地可以进行，受限少。

3.安全性好 俗话说"是药三分毒"，刮痧无需针药，只需在皮肤表面刮拭特定部位，可以达到改善微循环、防治疾病的效果，避免了口服药物对胃肠道的刺激作用。

4.应用范围较广 广泛应用于内科、妇科、儿科、骨伤科等多种病证及美容、保健等领域。

5.功效良好 刮痧具有调气行血、活血化瘀、舒筋通络、祛邪排毒等功效。

四、操作要点

（1）刮痧疗法临床中应用广泛，通常会与其他治疗手段联合使用来治疗疾病。刮痧疗法的实施应当考虑施术部位、时间、出痧程度，充分权衡疾病疗效与皮肤损伤之间的关系。

（2）刮痧手法种类较多，通常建议针对特定的适应证，固定一种刮痧方法，如果采用多手法，需在研究方案中规定。制定纳入、排除标准，尽量避免偏倚。

（3）刮痧手法种类较多，应当提前制定SOP对施术手法操作进行统一规定，例如刮板握法、刮拭方向、补泻手法、介质、治疗时间等。

（4）刮痧时建议选定统一的介质，如润滑油、刮痧油、温水等，避免损伤皮肤。刮痧时力度应轻重适宜，刮痧板应与皮肤成一定角度，不可强求出痧，且出痧面积不宜过大。刮痧治疗过程中，注意局部皮肤的变化情况，避免出现皮肤破损的情况。对于挑痧法及放痧法，必须无菌操作，以防感染，术前消除患者紧张心理，点刺时手法宜轻宜快宜浅，出血不宜过多，以数滴为宜。

（5）刮痧时，患者局部皮肤汗孔开泄，应避风和注意保暖。室内保持一定温度，夏季高温时不可在电扇处或有对流风处刮痧，以免影响疗效或因感受风寒引发新的疾病。

（6）过度饥饿、疲劳以及饱腹状态下，不适宜刮痧。刮痧结束后饮热水一杯（200ml），不但可以补充消耗的水分，还能促进新陈代谢，加速代谢产物的排出。刮痧后约3小时方可洗浴。

（7）特殊情况

①对皮肤病患者，皮损处干燥、无炎症、渗液、溃烂者（如神经性皮炎、白癜风、银屑病等），可直接在皮损处刮拭。

②皮肤及皮下无痛性的良性结节部位亦可直接刮拭。

③皮损处有化脓性炎症、渗液溃烂的，以及急性炎症红、肿、热、痛者（如湿疹、疱疹、疔、疖、痈、疮等），不可在皮损处或炎症局部直接刮拭，可在皮损处周围刮拭。

④糖尿病、下肢静脉曲张者血管脆性增加，不宜用泻刮法。下肢静脉曲张局部或下肢水肿者，宜用补刮法或平刮法从肢体远端向近端刮拭。

第十节　拔罐

一、定义

拔罐，又名火罐气、吸筒疗法。以罐为器，利用燃烧的热力排去其中的空气以产生负压，使之吸着于皮肤，造成被拔部位的皮肤出现瘀血现象，从而达到治疗疾病的目的。

二、历史沿革

拔罐疗法是中医外治疗法的重要组成部分，古称"角法"。远古时代人们应用牲畜的角（如牛角、羊角等）磨成有孔的筒状，刺破痈肿后以角吸除脓血。我国对于拔罐最早的记载见于马王堆汉墓出土的成书于西汉时期的帛书《五十二病方·牡痔》："牡痔居窍旁，大者如枣，小者如枣核者，方以小角角之，如孰（熟）二斗米顷，而张角……"。其中"以小角角之"，即用小兽角吸拔，此处描述的是采用拔罐法结合其他方法治疗痔疮的具体过程。经过长期的生活实践和经验积累，拔罐疗法在魏晋南北朝时期得到了进一步发展。晋代医家葛洪《肘后备急方》中指出"痈疽、瘤、石痈、结筋、瘰疬，皆不可就针角。针角者，少有不及祸者也"，明确了"针角"法的禁忌。隋唐时期，拔罐工具不再以角为主，取材简便的竹罐得到了大家的喜爱。唐代王焘《外台秘要》有云："取三指大青竹筒，长寸半，一头留节，无节头削令薄似剑，煮此筒数沸，及热出筒，笼墨点处按之，良久，以刀弹破所角处，又煮筒子重角之，当出黄白赤水，次有脓出，亦有虫出者，数数如此角之，令恶物出尽，乃即除，当目明身轻也"，文中提及的方法即为煮罐法，或称煮拔筒法。宋元时期竹罐完全取代了角制罐，北宋《苏沈良方》有云："治久嗽，冷痰咳嗽，及多年瘳嗽，服药无效者，雄黄（通明不夹石者一两）、雌黄（不夹石者半两）二味同研极细末，蜡（二两）。上先熔蜡令汁，下药末，搅匀候凝，刮下。用纸三五，每，阔五寸长一尺，蜡熔药，涂其一面令浓。以竹箭卷成筒子，令有药在里，干令相着，乃拔去箭。临卧，熨斗内盛火，燃筒子一头令有烟，乃就筒子长引气，吸取烟，陈米饮送下……"，描述了用火力排气法拔竹罐治疗久嗽的方法，由于采用竹筒为罐具，又称"筒术""拔筒术"。元代在运用竹罐的基础之上发展出了最早的药罐。清代因为陶瓷技术逐渐成熟，随之出现了瓷罐，吸拔方法主要是火力排气法，拔罐法在清代有了较大发展，出现了"火罐"。清代医家赵学敏的《本草纲目拾遗》叙述颇详："火罐：江右及闽中皆有之，系窑户烧售。小如人大指，腹大两头微狭，使促口以受火气。凡患一切风寒，皆用此罐。以小纸烧见焰，投入罐中，即将罐合于患处""拔火罐"的叫法一直沿用至今。拔罐疗法不仅在我国深受群众欢迎，在印度、法国、日本等国家也得到广泛应用。

三、治法介绍

（一）适用范围

1.适应证

（1）咳嗽、风温肺热病、哮病、喘证、胃痛、泄泻等，包括西医学的急、慢性支气管炎，咽喉肿痛，大叶性肺炎，哮喘，急、慢性胃炎，肠炎等。

（2）痈疽、疔疮、疖肿初起未破溃等，包括西医学的细菌引起的化脓性疖病、痈病、化脓性淋巴结炎、丹毒等。

（3）痛经、闭经、崩漏等，包括西医学的原发性痛经、闭经、月经过多等。

（4）痹证，如行痹、痛痹等，包括西医学的类风湿关节炎、颈椎病、腰椎病等引起的各种关节、软组织疼痛及其他原因引起的关节疼痛（如肘关节痛、膝痛、踝部痛、足跟痛）、神经性头痛、枕神经痛、肋间神经痛、颈肌痉挛、腓肠肌痉挛、面神经痉挛、四肢神经麻痹症等。

2. 禁忌证

（1）急性危重症患者，接触性传染病、严重心脏病者。

（2）皮肤高度过敏者、传染性皮肤病、皮肤肿瘤或溃烂部位。

（3）凝血功能异常者。

（4）心尖区、体表大动脉搏动处、静脉曲张处。

（5）精神分裂症、抽搐、高度紧张及不配合者。

（6）急性外伤性骨折部位，中重度水肿者。

（7）疝气、活动性结核者。

（二）拔罐疗法分类

1. 拔罐方式分类

中医拔罐方式众多，根据罐具吸拔之后的状态分为静态罐、动态罐。

根据不同疾病采用不同方法，临床常用的拔罐方法还可以分为单纯拔罐法和针罐法。单纯拔罐法主要包括闪罐、留罐、走罐、排罐，针罐法包括留针拔罐、出针拔罐、刺络拔罐等。

根据吸拔的方式不同又可分为火罐、水罐、抽气罐、药罐等。火罐是利用燃烧时火焰的热力，排去空气，使罐内形成负压，将罐吸着在皮肤上，常见的有投火法、闪火法、滴酒法、贴棉法。水罐一般应用竹罐，先将竹罐放在锅内加水煮沸，使用时将罐子倾倒用镊子夹出，甩去水液，或用折叠的毛巾紧扪罐口，乘热按在皮肤上，即能吸住。抽气罐是先将抽气罐紧扣在需要拔罐的部位上，抽空瓶内空气，产生负压，即能吸住。药罐是指先在抽气罐内盛贮一定的药液，一般为罐子的1/2左右，药物常用生姜、辣椒液、两面针酊、风湿酒等，或根据需要配制，然后按抽气罐的做法抽去空气，使罐吸附在皮肤上。

2.拔罐器具分类

拔罐器具种类较多，按材质分为：竹筒、陶瓷罐、玻璃罐、角制罐（系用牛角或羊角等加工制成）、紫铜罐、砭石拔罐、硅胶罐、塑料罐等。紫铜罐是藏医、蒙医传统的拔火罐。

（三）拔罐疗法特点

1.安全性好　拔罐作为外治法的一种，避免了口服药物对胃肠道的刺激，具有疗效好、见效快、副作用少、适应证广的特点。

2.易学易懂　拔罐疗法易于学习和运用，一般中医医师在短时间内即可掌握拔罐操作技术。普通百姓也可以在短时间内学会拔罐的一般操作，用于简单的家庭防病治病。

3.经济实用　拔罐疗法日常采用的罐具以玻璃罐居多，成本低廉，且可以反复使用，具有较好的经济效益和社会效益。

4.功效良好　拔罐疗法通过对穴位及局部的温热刺激，可以逐寒祛湿、疏通经络、行气活血、消瘀止痛、拔毒泄热，具有平衡阴阳、解除疲劳、增强体质的功能，从而可以达到扶正祛邪、治愈疾病的目的。

四、操作要点

（一）制定标准操作规程

拔罐疗法的分类有多种，例如闪罐、留罐、走罐、发疱罐法等，因此在涉及拔罐的临床研究中，针对操作手法制定详细的标准操作规程（SOP），指定2~3名实操人员，进行操作培训，考核合格后方可上岗，减少人为误差。

（二）罐具的选择

拔罐时要根据所拔部位的面积大小选择尺寸适宜的罐。每项临床研究选择的罐具种类应保持一致，考虑到患者体型上的差异，如需分类使用时，应事先在方案中明确规定。

（三）体位的选择

拔罐时要选择适当的体位和肌肉丰满的部位。若体位不当或关节处，及骨骼凹凸不平、毛发较多的部位，均不可用。

（四）拔罐操作及相应处理

1.做好宣教　拔罐前应做好患者宣教工作，充分告知其注意事项，例如：体位要求、留罐时间、可能出现的不良反应，以防罐具脱落或晕罐现象的发生。

2.不同罐具操作及处理

（1）拔火罐：应注意燃火深入罐内的位置，以罐口与罐底的连线上外1/3与内2/3交界处为宜，既能充分排出罐内气体，又不影响罐迅速吸附动作；罐作吸拔时必须轻、快、稳，才能使罐拔紧，吸附有力，拔火罐时使用的棉球应注意不要含太多乙醇，以免出现乙醇滴落至皮肤引起烧伤、烫伤。

选择投火法，容易造成烧伤、烫伤，如果必须采用此种方法，需做好术者培训与患者保护。

若烫伤或留罐时间过长导致皮肤起水疱时，小水疱无须处理，仅敷以消毒纱布，防止擦破即可。水疱较大时，用消毒针将水疱刺破放出水液或用无菌注射器刺破抽出液体，涂以龙胆紫药水，或用消毒纱布包敷，以防感染。

（2）水煮法一般选择竹罐，竹罐边缘应光滑无毛刺，竹罐在开水或药液中煮沸的时间不宜过长，一般建议控制在2~3分钟，竹罐捞起后应选择多层干纱布或毛巾捂住罐口去除多余的液体，以免烫伤患者，拔罐动作应迅速，作罐后应轻按竹罐，使罐吸牢。

（3）蒸汽罐应注意排空罐内气体的时间保持一致。

（4）对于闪罐的速度跟节奏要注意，对每分钟之内闪罐次数做出统一的规定。

（5）药罐法要对药物浸泡时间、药液的新鲜程度、浸泡时间、罐具的选择等做出统一规定。

（6）如果出现头晕、胸闷、恶心欲吐、四肢无力、出冷汗，甚至是一过性晕厥等晕罐现象，应立即起罐，使患者平卧，饮温水、糖水等，根据临床急救常规采取相应急救措施。

（五）罐具消毒

2017年，国家中医药管理局发布的《中医拔罐类技术相关性感染预防与控制指南（试行）》，统一要求接触皮肤的罐具应一人一用一清洗一消毒，鼓励有条件的医疗机构由消毒供应中心集中处置。罐具的清洗消毒应根据其材质及用途的不同而针对性选择适宜的方法。目前常用的清洗消毒方法有以下三种：机械清洗后湿热消毒、手工清洗消毒、擦拭消毒。机械清洗后湿热消毒法为首选方法，应符合A0值3000（即90℃持续5分钟或93℃持续2.5分钟）的要求。手工清洗消毒法要求罐具经过去污-酶洗-水洗后，浸泡于含有效氯500mg/l（有污染的罐具消毒液浓度为有效氯2000~5000mg/l）的消毒液中至少30min，消毒液应每日更换一次。擦拭消毒法推荐使用一次性消毒湿巾，适用于操作频繁、需快速消毒且无污染的罐具。

参考文献

［1］中国中医药信息学会外治分会.中药穴位敷贴疗法临床外

用技术规范（草案）［J］. 中国实验方剂学杂志，2020，26（9）：102-105.

［2］付利霞，王超，王政研，等.耳穴压丸疗法临床应用进展［J］. 世界最新医学信息文摘，2019，19（98）：130-131.

［3］方剑乔，吴焕淦.刺法灸法学［M］. 2016年全国高等中医药教育教材（第2版）.北京：人民卫生出版社，2016.

［4］王富春，马铁明. 刺法灸法学［M］. 2016年全国高等中医院校规划教材（第十版）.北京：中国中医药出版社，2016.

［5］严隽陶，王道全，房敏.推拿学［M］. 北京：中国中医药出版社，2009：4-9，107-125.

［6］中华人民共和国国家质量监督检验检疫总局.针灸技术操作规范 第22部分：刮痧：GB/T 21709.22-2013［S］. 2013.

［7］国杰，盛灿若，严洁等.针灸学［M］. 上海：上海科学技术出版社，1997.150-174.

第三章　中医药临床试验实施操作规范

临床研究实施过程的严谨性、规范性是科学、客观、高质量评价中医药疗法的必要条件和重要保障。临床研究实施的各个环节，如受试者招募、知情同意、研究团队培训、给药、施治、全过程质量控制等，均影响研究质量。保障临床研究质量是药品临床试验管理规范（GCP）精神和伦理原则的基本要求。本章参考现有规范标准，就试验过程中重要环节的具体实施步骤及关注要点进行了示范性介绍，以飨读者，指导中医传统制剂及针灸、按摩、拔罐、艾灸、火疗、熏蒸等特色疗法临床转化研究的开展，以提供高质量临床证据，更好地服务于临床。

第一节　受试者招募标准操作规程

一、目的

受试者招募是药物临床试验正常实施的重要条件和保障，本规程制定的目的是保证受试者招募质量与过程规范。

二、操作过程

（1）评估：根据试验方案及要求进行评估，评估内容包括招募方式、目标人群、招募途径、风险预警等，为受试者筛选做好充分准备。

（2）确定招募负责人，制定招募计划，包括拟定筛选时间、批次、受试者数量、招募途径（如：在医院附近张贴广告、通过电话或网络形式进行招募）等。

（3）按照招募程序，由招募负责人员开展招募工作（或由企业委托招募公司进行），明确各方（招募负责人员、第三方招募机构）职责。

（4）对于符合要求的招募对象，告之参加试验的程序、拟定筛选日期、研究单位地点等，方便受试者准时到研究单位参加筛选。

三、实施要点

（1）招募途径及实施途径须经伦理委员会审查通过，招募期间变动视情况进行伦理委员会报批。

（2）招募阶段，应做好受试者宣教工作，尤其是对饮食有特殊要求的项目，应提前告知。受试者有特殊情况或与试验要求相悖者不可进入筛选。

第二节　签署受试者知情同意书标准操作规程

一、目的

本规程制定的目的是保证受试者全面了解试验相关信息，包括但不限于试验内容、流程以及受试者在试验中的权利、义务、责任、可能的风险、获益等。

二、操作过程

（一）撰写知情同意书

知情同意书内容要全面，语言应通俗易懂，如符号、代号、英文缩写等应采用中文表述，在不影响受试者理解的前提下，可省略部分符号、代号等；知情同意书的格式要简洁，层次清晰，符合伦理及GCP相关要求。

（二）定稿知情同意书

知情同意书根据伦理委员会（IRB）提出的意见修改后，再经IRB重审批准，方可形成终稿，用于临床试验。

（三）讲解、答疑

研究者对所有受试者进行集中和（或）一对一讲解，包括试验的全部内容，如药品信息、可能的不良反应、既往报道、试验细节及流程、注意事项、可能的风险及获益、自愿原则、个人信息保密等。研究者在讲解期间或讲解完成后，随时回答受试者提出的任何问题，研究者将与受试者充分沟通、交流，保证受试者理解全面、到位。

（四）签署知情同意书

受试者对试验全部内容、参加试验可能的风险、获益、自愿原则、信息保密原则等充分理解以及提出的问题得到满意答复，且经过认真考虑，决定参加临床试验后，与研究者共同在知情同意书上签名，并签署日期。

（五）文件保存

知情同意书一式两份，受试者领取复印件或备份件，并签署知情同意书领取表，原件由研究者或研究助理保存，做好知情同意书文件管理工作，防止信息外泄。

三、实施要点

（1）研究者应当使用经伦理委员会审核通过的最新版知情同意书，试验前务必做好核实工作。知情同意书内容如有更新或修改，应及时完成新版知情同意书的知情与签署。

（2）研究人员不得采用强迫、利诱等不正当方式影响受试者参加或者继续临床试验，如主诊医生要求患者、导师要求研究生等参加临床试验。

（3）弱势受试者知情同意：弱势受试者是可能不具备知情同意所要求理解水平的受试者，如犯人、无药可救疾病的患者、处于危急状况的患者、入住福利院的人、流浪者、未成年人和无能力知情同意者等。弱势受试者知情同意时，比如聋哑人，需要手语老师在场，以便进行互动交流。对于患精神疾病、智力低下等无知情同意能力者，可考虑法定监护人签名。涉及儿童的研究时，一般要考虑儿童父母或法定监护人的知情，但同时不能忽略儿童本人的意愿。对于受试者和其法定代理人均无识字能力的情况下，受试者或法定代理人须按手印，并由见证人签字。

第三节　受试者培训标准操作规程

一、目的

本规程制定的目的是保证受试者更好地了解试验内容、试验方法、试验流程、时间安排及试验期间可能出现的不良反应等，知晓并配合完成整个研究过程。

二、操作过程

（一）培训前准备

由研究者制定培训内容，形成书面文件（受试者培训记录）。

（二）通知受试者培训时间

研究者或招募人员通知受试者培训时间，确保通知到位，保证有效参加人数。

（三）培训方式和内容

培训开始于受试者与医护人员接触第一时间。培训方式视具体项目确定，可采用集中培训和一对一培训相结合，也可一对一单独培训。培训形式为讲授与互动相结合，医护人员讲解试验有关内容，受试者可随时提出问题。研究人员要耐心解答受试者的任何疑问，直至其完全理解。培训的具体内容包括试验背景、研究目的、药物相关信息、受试者纳入以及排除标准、注意事项、可能的风险及获益等。

（四）培训记录表签名

受试者充分理解培训内容后在培训记录表上签字，包括姓名和日期。

三、实施要点

（1）培训时，要告知受试者试验的全部过程，耐心解答受试者提出的问题。特别关注首次参加试验的人员，要客观、耐心讲解，消除受试者疑虑，避免语言引导受试者参加研究（比如强调补偿的数额或满足受试者的心理需求等）。

（2）告知受试者试验过程中的各阶段时间安排及注意事项，协调受试者的时间，为顺利完成试验做好准备。

（3）告知受试者试验结束后的随访注意事项，如有异常则需定期复查，直至检验结果恢复正常，获取受试者的配合。

第四节　研究者培训标准操作规程

一、目的

本规程制定的目的是保证临床试验顺利开展，保障试验的真实性、合法性、科学性及规范性。

二、操作过程

（1）临床试验开始前由项目负责人召集研究者、研究助理、研究护士等相关人员，共同学习临床试验的研究方案内容，明确试验目的、受试者选择标准、试验实施等内容，确认各岗位的分工及职责，通过讨论规避试验中可能出现的隐患。

（2）若试验在实施过程中有方案更新，应及时报批伦理委员会，并及时召开研究者培训会，明确更新内容，并做好培训记录，保证培训及时、到位，避免发生差错，确保试验质量。根据试验进展情况与不良事件特点，适时召开讨论会议，及时解决试验过程中遇到的突发事件。

三、实施要点

（1）试验开始前或试验方案更新后及时召开研究者培训会，培训内容（各环节工作）需落实到岗、到人，形成培训记录及分工授权表并签字确认，明确各自的岗位职责，落实责任主体，保证试验规范实施。

（2）培训会可为线上或线下形式，根据试验需求及时开展，相关人员保持通讯畅通。多中心研究中，若一个中心遇严重不良事件（SAE）或非预期的严重不良反应（SUSAR），应及时通知有关部门与合作中心。

第五节　受试者筛选标准操作规程

一、目的

本规程制定的目的是选择符合方案要求的合格受试者，保证试验顺利开展。

二、操作过程

（一）通过伦理委员会审查

受试者筛选开始前试验方案须经伦理委员会审查，审查文件同时包含知情同意书、招募形式及途径等。

（二）招募

可通过在医院附近张贴广告、电话或网络形式等招募受试者，具体见《受试者招募标准操作规程》。

（三）确认受试者身份及个人信息

收集拟参加筛选的受试者信息，进行系统查重，通知符合筛选要求的受试者参加筛选，核对身份信息，确认为受试者本人，身份证副本留档。

（四）培训受试者

通过培训，让受试者充分了解试验内容、试验药物的适应证、可能出现的不良反应及出现不良反应时的处理措施、试验时间安排、试验期间注意事项、受试者的权利与义务、受试者补偿费用、自愿原则、退出试验原则、个人信息保密原则、风险与获益等。受试者对上述情况理解并签署知情同意书后进入正式筛选流程。

（五）收集信息、查体及采集标本

详细询问并采集受试者个人信息资料、现病史、既往史、用药史、参加临床试验史等情况，完成受试者生命体征检测及体格检查。按方案要求采集生物样本、协助受试者完成相关理化检查。

（六）筛选合格受试者

复核受试者一般情况、各类病史、用药史、体格检查等基本信息，结合各项理化检查结果，筛选出合格的受试者。填写受试者筛选入选表。

（七）保存文件

保存受试者培训记录、信息采集表、体格检查表以及全部理化检查结果。

三、实施要点

（1）注意筛选工作的过程控制，筛选前由临床研究协调员（CRC）与受试者沟通注意事项，包括是否空腹状态、饮食禁忌等。筛选时关于受试者的生物样本采集、送检等环节，需监督落实标本来源与送检要求，确保来源可靠、合规。

（2）受试者集中筛查时，注意受试者秩序管理，协调各项检查时间，做好医护人员及受试者个人防护，避免院内感染，保证筛选能安全、合规、有效地进行。

第六节 口服固体制剂给药标准操作规程

一、目的

规范口服固体制剂给药操作过程，使其标准化、统一化，保证试验质量。

二、操作过程

（一）双人核对

双人核对医嘱、方案关键内容、随机信封等重要信息。

（二）评估

评估受试者的配合程度、吞咽能力等，提前做好宣教。

（三）领取药物

（1）如需抽取试验药物，应在领取试验药物前根据随机表、随机信封进行抽取。

（2）根据医嘱、随机表、药物抽样记录表从药品管理员处领取试验药品，领取时双人核对药物名称、剂型、剂量、规格、批号、药物编号、有效期等信息，核对无误后，双人签字。在院治疗者由专人保管；居家服药者则核对信息后将药物及日记卡发放给受试者，并告知其服药方法，必要时准备便签卡。

（四）准备药物

（1）研究者或受试者本人遵照方案规定准备规定量的服药用水。

（2）在院者（因临床试验研究需住院者及在院治疗者），试验前研究者应双人核对拟用试验药物、受试者信息等，无误后双人签字。提前准备一次性药杯并醒目标注受试者编号及姓名，将药物放入对应的药杯中。居家服药者，建议家属作为监督人及见证人，负责督促受试者按时按量准备药物。

（3）准备备用药品以应对药物掉落、人为污染等突发意外情况。

（五）服用药物

（1）在院者，由研究者根据受试者编号顺序发放试验药品。居家服药者，建议家属作为服药的监督人及见证人，共同保证受试者服药时间及剂量的准确性，嘱其准确、如实填写日记卡。

（2）服药完成后检查受试者口腔，保证药物服用正确。

（3）无论药物是否有人用经验，均嘱受试者服药后避免剧烈活动，研究者对受试者进行严密观察，如发现任何不适及时给予相应处理。

（六）处理用物

（1）在院用药者，服药结束后将使用后的一次性药杯、药匙弃入黄色垃圾桶内，消毒相关用具。

（2）居家服药者，受试者需保存药品包装及服用后的剩余药物，下次随访时将包装、剩余药物及日记卡带回研究中心。

（七）填写记录

研究者及时填写相关记录并存档。

三、实施要点

（1）操作全过程应注意双人核对药品名称、药品编号、剂量、剂型、受试者编号等信息。

（2）嘱受试者服药时缓慢饮水，避免因呛咳引起无效服药。

（3）服药时为避免药物掉落或污染，需提前做好受试者宣教。

（4）如药物有挥发性，应缩短分装至服药时间，尽量现用现分，以减少药物挥发。

（5）服用蜜丸时，需提前将其切割至均匀大小，便于受试者服用。切割工具应做到一次性使用，避免污染，以免影响试验结果。服用蜜丸后，用规定量的温开水漱口，以3次为佳。

（6）服用散剂前，需用温水充分溶解，使用药匙搅拌均匀后再行服用。服用后，用规定量的温开水冲洗服药杯并漱口，以3次为佳，以保证用药剂量的准确性。

（7）服药后密切观察受试者情况，发现问题及时解决。

第七节　口服液体制剂给药标准操作规程

一、目的

规范口服液体制剂的给药操作过程，使其标准化、统一化，保证试验质量。

二、操作过程

（一）双人核对

双人核对医嘱、方案关键内容、随机信封等重要信息。

（二）评估

评估受试者的配合程度、吞咽能力，提前做好宣教。

（三）领取药物

（1）如需抽取试验药物，应在领取试验药物前根据随机表、随机信封进行抽取。

（2）根据医嘱、随机表、药物抽样记录表从药品管理员处领取试验药品，领取时双人核对药物名称、剂型、剂量、规格、批号、药物编号、有效期等信息，核对无误后，双人签字。在院治疗者由专人保管；居家服药者则核对信息后将药物及日记卡发放给受试者，并告知其服药方法，必要时准备便签卡。

（四）准备药物

（1）研究者或受试者本人遵照方案规定准备规定量的服药用水。

（2）在院者（因临床试验研究需住院者及在院治疗者），试验前研究者应双人核对所领取的试验药物、受试者信息等，确认无误后双人签字。提前准备一次性药杯并醒目标注受试者编号及姓名，将药物放入对应的药杯中。居家服药者，建议家属作为监督人及见证人，负责督促、协助受试者按时按量准备药品。

（3）研究者提前准备备用药物以防药物洒落、人为污染等突发意外情况发生。

（五）服用药物

（1）在院者，由研究者根据受试者编号顺序发放试验药物。居家服药者，建议家属作为服药的监督人及见证人，共同保证受试者服药时间及剂量的准确性，嘱其准确、如实填写日记卡。

（2）服药完成后检查受试者口腔，保证药物服用正确。

（3）无论药物是否有人用经验，均嘱受试者服药后避免剧烈活动，研究者对受试者进行严密观察，如发现任何不适及时给予相应处理。

（六）处理用物

（1）在院用药者，服药结束后将使用后的一次性药杯弃入黄色垃圾桶内，消毒相关用具。

（2）居家服药者，受试者需保存药品包装及服用后的剩余药物，下次随访时将包装、剩余药物及日记卡带回研究中心。

（七）填写记录

研究者及时填写相关记录并存档。

三、实施要点

（1）分装药液的工具应做到一次性使用，避免剂量误差及药液污染。

（2）操作全过程应注意双人核对药品名称、药品编号、剂量、剂型、受试者编号等信息。

（3）嘱受试者服药时缓慢饮水，避免因呛咳引起无效服药。

（4）服药时避免药杯倾倒而导致药液溢出，需提前做好受试者宣教。

（5）若药液有挥发性和（或）吸湿性，应缩短分装至服药的时间，尽量现用现分，以减少药物的挥发。

（6）为保证用药剂量的准确性，可将服药用水倒入药杯中轻轻震荡后服下（以3次为佳）。

（7）服药后密切观察受试者情况，发现问题及时解决。

第八节　外用制剂给药标准操作规程

一、目的

规范外用给药的操作过程，使其标准化、统一化，保证试验质量。

二、操作过程

（一）双人核对

双人核对医嘱、方案关键内容、随机信封等重要信息。

（二）评估

评估受试者的皮肤黏膜情况、配合程度、过敏史、自理能力，提前做好宣教。

（三）领取药物

（1）如需抽取试验药物，应在领取试验药物前根据随机表、随机信封进行抽取。

（2）根据医嘱、随机表、药物抽样记录表从药品管理员处领取试验药品，领取时应双人核对药物名称、剂型、剂量、规格、批号、药物编号、有效期等信息，核对无误后，双人签字。在院者由专人保管，领取药物居家使用者，核对信息无误后将药物及日记卡发放给受试者，并告知其使用方法。

（四）药物、器材及环境准备

（1）用药前，务必再次核对所领取药物的信息与受试者是否匹配。院内用药应由研究者双人核对，并按照医嘱、随机信封准备药品并醒目标注受试者姓名及编号；居家用药应由家属帮忙确认，准备好药品及日记卡。

（2）准备备用药品以应对突发情况。

（3）按照给药途径不同准备给药工具及一次性器材，如一次性中单、无菌棉签、无菌棉球、滴管、直尺或卷尺等。

（4）保持病室清洁、安静，光线充足，温度适宜，关闭门窗，必要时屏风遮挡。

（五）使用药物

1.贴敷给药法

（1）双人核对受试者及药品信息。

（2）确定贴敷部位，取舒适体位，暴露用药部位，同时注意保暖及隐私。

（3）清洁贴敷部位后，将试验药品在规定的时间内正确贴敷于用药部位。

（4）受试者用药后，密切观察用药部位及周边皮肤情况、受试者反应，如有异常及时处理并做好随访工作，及时拍照留档。

（5）根据方案规定按时去除药物。

2.涂抹给药法

（1）双人核对受试者信息及药品信息。

（2）确定用药部位，取合适体位，暴露该部位，注意保暖及隐私。

（3）清洁用药部位后，将试验药品在规定的时间内均匀涂抹于该处，建议规定涂抹面积，以示例方式做好受试者宣教。

（4）密切观察用药部位皮肤情况及受试者反应，如有异常及时处理并做好随访工作，及时拍照留档。

（5）根据方案规定，按时去除药品。

3.擦洗给药法

（1）双人核对受试者信息及药品信息。

（2）确定擦洗部位，取合适体位，暴露该部位，注意保暖及隐私。

（3）清洁擦洗部位后，用一次性治疗巾擦拭，擦拭次数应符合方案规定并保持一致。

（4）密切观察擦洗部位皮肤情况及受试者反应，如有异常及时处理并做好随访工作，必要时拍照留档。

4.眼内给药

（1）双人核对受试者信息及药品信息。

（2）再次评估眼睑、结膜、角膜有无异常等情况。

（3）协助受试者平卧位或坐位，头稍后仰，向上注视，清除眼垢及分泌物。

（4）眼内给药者指定1~2名人员（研究者或家属）进行给药。

①滴眼药水法：站于受试者头侧或对面，将滴眼液先弃去1~2滴，嘱其向上注视，一手用棉签将下眼睑向下牵拉，另一手持滴管或滴眼液药瓶，距眼2~3cm处，将药液滴入下穹窿部结膜囊内。轻提上睑，嘱受试者轻轻闭目1~2分钟，用棉签擦去溢出药液。

②涂眼药膏法：站于受试者头侧或对侧，将管装药膏管口处药物少量挤出弃去，嘱其向上注视，一手用棉签将下眼睑向下牵拉，将药膏直接挤入受试者下穹窿部结膜囊内，轻提上睑，嘱受

试者轻闭眼睑，轻轻按摩眼睑，使眼膏均匀分布于结膜囊内。

（5）密切观察受试者情况，如有异常及时处理并做好随访工作，必要时拍照留档。

（六）处理用物

（1）院内用药者，研究者按照相关规定处理医疗废弃物，对可重复使用的用具进行消毒。

（2）居家用药者需保存药品包装及剩余药物，下次随访时需将包装、剩余药物及日记卡带回研究中心。

（七）填写记录

研究者及时填写相关记录并存档。

三、实施要点

（1）操作全过程应注意双人核对药品名称、药品编号、剂量、剂型、受试者编号等信息，保证用药的准确性。

（2）用药前后应洗手或快速手消毒，避免造成污染，影响试验结果。

（3）用药前须认真评估受试者皮肤情况，根据方案要求正确用药，如皮肤有红、肿、硬结、破溃等情况，应避开或不予给药，并及时拍照留档。

（4）使用膏剂、液体制剂等剂型时，涂抹应均匀，尽量为同一人操作，减少误差。

（5）使用洗剂时，应注意保护受试者隐私，关闭门窗，注意保暖。

（6）在使用滴眼剂时，不可滴在角膜上，药瓶及滴管勿触及眼睫毛，以免污染或划伤。

（7）同时滴用数种药物时，每种药物需间隔一定时间，先滴眼药水，后用眼药膏；先滴刺激性弱的药物，后滴刺激性强的药物；若双眼用药则先滴健眼，后滴患眼，先轻后重，并嘱受试者头部稍稍偏向患眼侧。

第九节　腔道给药标准操作规程

一、目的

规范腔道给药的操作过程，使其标准化、统一化，保证试验质量。

二、操作过程

（一）双人核对

双人核对医嘱、方案关键信息等。

（二）评估

评估受试者的配合程度等情况，提前做好沟通与宣教。

（三）领取药物

（1）如需抽取试验药物，应在领取试验药物前根据随机表、随机信封进行抽取。

（2）根据医嘱、随机表、药物抽样记录表向药品管理员领取试验药品，领取时双人核对药物名称、剂型、剂量、规格、批号、药物编号、有效期等信息，核对无误后，双人签字。在院者由专人保管；领取药物居家用药者，核对信息无误后将药物及日记卡发放给受试者，并告知其使用方法。

（四）药物、器材及环境准备

（1）用药前，务必再次核对所领取药物的信息与受试者是否匹配。院内用药应由研究者双人核对，按照医嘱、随机信封准备药品并醒目标注受试者姓名及编号；居家用药者应由家属协助确认，准备药品及日记卡。

（2）准备备用药品以防突发情况出现。

（3）按照给药途径不同准备给药工具及一次性器材，如一次性中单、灌肠袋、无菌棉球等。

（4）保持病室清洁、安静，光线充足，温度适宜，关闭门窗，必要时屏风遮挡。

（五）遵医嘱用药

1.直肠给药

（1）双人核对受试者信息及药物信息。

（2）嘱受试者取正确体位，暴露清洁给药部位，注意保暖及隐私。

（3）根据受试者编号顺序，遵医嘱正确给药。

（4）使用灌肠剂行保留灌肠时，嘱受试者保持合适体位，配合保留药液至规定时间，再行排便。

（5）在使用栓剂时，用药前排空大便，放松肛门将栓剂缓慢推入，用药后尽量根据方案规定时间再行排便。

（6）在院给药，研究者应随时观察受试者情况，询问其有无不适，如有异常，立即进行处理。居家用药者，如有不适，立即与研究者联系。

2.阴道给药

（1）双人核对受试者信息及药物信息。

（2）评估有无阴道出血等情况，嘱受试者给药前排空膀胱，清洗会阴处，保证会阴部皮肤清洁。

（3）嘱受试者取正确体位，暴露给药部位，注意保暖及隐私。

（4）受试者行外阴擦洗后，遵医嘱按时给药。

（5）密切观察给药后反应，如有异常，及时联系研究者进行处理。

3.耳内给药

（1）双人核对受试者信息及药物信息。

（2）评估受试者外耳道、内耳道有无破溃等情况。

（3）协助受试者取侧卧位或坐位。

（4）清洁外耳道，拉直外耳道，遵医嘱将药液沿外耳道后壁缓慢滴入或挤入。用手轻按耳廓，使药液或药膏流入耳道四壁及中耳腔内，保持该体位5~10分钟。

（5）密切观察给药后反应，如有异常，及时联系研究者进行处理。

4.鼻内给药

（1）双人核对受试者信息及药品信息。

（2）评估受试者鼻腔、黏膜等情况。

（3）协助受试者取仰卧位或坐位。

（4）清洁受试者鼻腔分泌物，站于受试者头侧，遵医嘱将试验药品在规定的时间滴、喷或挤入鼻腔。轻捏受试者鼻翼，使药品与鼻腔黏膜广泛接触。

（5）密切观察给药后反应，如有异常，及时联系研究者进行处理。

（六）处理用物

（1）院内用药，研究者按照相关规定处理医疗废弃物，对可重复使用的用具进行消毒。

（2）居家用药者，需保存药品包装及剩余药物，下次随访时将包装、剩余药物及日记卡带回研究中心。

（七）填写记录

研究者需及时填写相关操作记录并存档。

三、实施要点

（1）操作全过程注意双人核对药品名称、药品编号、剂量、剂型、受试者编号等信息。

（2）用药后密切观察受试者情况，发现问题及时解决。

（3）使用滴鼻剂、滴耳剂、灌肠剂、栓剂等剂型给药时尽量为相同人员操作，操作前进行培训与演练，考核合格后方可进行操作，减少人为误差。

（4）在行暴露性操作时应注意保暖，保护个人隐私。

第十节　吸入制剂给药标准操作规程

一、目的

规范吸入制剂用药操作过程，使其标准化、统一化，保证试验质量。

二、操作过程

（一）双人核对

双人核对医嘱、方案关键内容、随机信封等重要信息。

（二）评估

评估受试者口腔、鼻咽部有无异常，了解其配合程度。

（三）领取药物

（1）如需抽取试验药物，应在领取试验药物前根据随机表、随机信封进行抽取。

（2）根据医嘱、随机表、药物抽样记录表从药品管理员处领取试验药品，领取时双人核对药物名称、剂型、剂量、规格、批号、药物编号、有效期等信息，核对无误后，双人签字。在院者由专人保管，领取药物居家使用者，核对信息无误后将药物和日记卡发放给受试者，并告知其使用方法，必要时准备便签卡。

（四）药物、器材及环境准备

（1）用药前，务必再次核对所领取药物的信息与受试者是否匹配。院内用药应由研究者双人核对，并按照医嘱、随机信封准备药品并醒目标注受试者姓名及编号；居家用药应由家属协助确认，准备药品。

（2）按照给药途径不同准备给药工具及一次性器材，如一次性手套、氧气装置、雾化器、雾化装置等物品。

（3）准备备用药品，以防突发情况发生。

（4）保持病室清洁、安静，光线充足，温度适宜，关闭门窗。

（五）遵医嘱用药

1.超声雾化给药

（1）双人核对受试者信息及药品信息。

（2）雾化吸入前清洁口腔分泌物和食物残渣，协助受试者取合适体位。

（3）将配制好的药液倒入雾化装置中，连接管路，接通电源，调节雾量，将面罩置于受试者口鼻部。

（4）雾化结束后，先取下面罩，再关闭雾化器及电源。

2.氧气雾化给药

（1）双人核对受试者信息及药品信息。

（2）雾化吸入前清洁口腔分泌物和食物残渣，协助受试者取合适体位。

（3）将配制好的药液倒入雾化装置中，连接氧气装置，调节氧流量，将面罩置于受试者口鼻部。

（4）雾化结束后，先取下面罩，再关闭氧气。

3.直接吸入给药

（1）双人核对受试者信息及药品信息。

（2）吸入前清洁口腔分泌物和食物残渣，协助受试者取合适体位。

（3）将配制好的药液，喷于口腔或鼻腔中，停留数分钟，观察疗效。如有不适，立即联系研究者，进行相应处理。

（六）处理用物

（1）院内用药，研究者按照相关规定处理医疗废弃物，对可重复使用的用具进行消毒。

（2）居家用药者需保存药品包装及剩余药物，下次随访时将包装、剩余药物及日记卡带回研究中心。

（七）填写记录

研究者需及时填写相关操作记录并存档。

三、实施要点

（1）操作全过程注意双人核对药品名称、药品编号、剂量、剂型、受试者编号等信息，保证用药正确。

（2）使用前检查雾化吸入器是否完好、雾化器连接是否紧密，防止漏气。

（3）雾化吸入前应洗脸、不抹油性面膏以免药物吸附在皮肤上。

（4）操作过程中，应注意用氧安全，严禁接触烟火和易燃品。

（5）雾化吸入中若受试者出现剧烈咳嗽、呼吸困难等情况，应暂停雾化，及时通知研究者进行处理。

（6）根据方案规定，吸入药物前后应漱口和漱喉。

（7）雾化吸入装置应一物一用，专人专用，避免交叉感染。

第十一节　针刺标准操作规程

一、目的

规范针刺操作流程，指导研究者正确实施针刺治疗，保证试验质量，保障受试者安全。

二、操作过程

（一）双人核对

双人核对医嘱、方案关键信息等。

（二）评估与准备

1.评估受试者一般情况

评估受试者皮肤情况、临床表现、既往史、过敏史、配合程度、有无禁忌等情况。

2.受试者准备

告知受试者针刺可能出现的感觉或不适，消除其紧张情绪。

（1）针刺过程中会出现"酸、麻、胀、重"的感觉，称之为得气，属于正常现象。

（2）有可能会出现晕针及滞针等情况，告知受试者放松肌肉，如有不适，立即停止操作。

（3）询问女性受试者是否处于月经期。

3.物品准备

治疗盘、一次性针刺针、75%乙醇、棉签、棉球、镊子、弯盘，必要时准备治疗巾和屏风等。

（三）操作步骤

（1）双人核对医嘱、方案、受试者姓名等。

（2）根据施术部位、针刺方法、穴位深浅及受试者体型选择合适的针刺针，检查针柄是否松动，针身和针尖是否弯曲或带钩。

（3）协助受试者松开衣着，选取合适体位。

（4）遵医嘱选取穴位，先用拇指按压穴位，并询问受试者有无感觉。

（5）75%乙醇棉球消毒进针部位后，选择相应针刺方法，正确进针。

（6）当刺入一定深度时，受试者局部产生酸、麻、胀、重等感觉或向远处传导，即为"得气"。得气后调节针感，一般留针15~20分钟。

（7）在针刺及留针过程中，密切观察受试者有无晕针、滞针等情况。如出现意外，及时通知研究者，紧急处理。

（8）起针：一般用押手拇（示）指端按压在针孔周围皮肤处，刺手持针柄慢慢捻动将针尖退至皮下，迅速拔出，用无菌棉签轻压针孔片刻，防止出血。最后检查针数，以防遗漏。

（9）操作完毕，协助受试者更衣，整理床单位。

（10）将使用后的一次性针刺针具弃入黄色锐器桶内，用乙醇擦拭治疗盘等物品。

（11）及时填写操作记录并存档。

三、实施要点

（一）毫针针刺法

（1）针刺部位应充分暴露，操作过程应注意保暖，必要时屏风遮挡。

（2）受试者过于饥饿、饱餐、疲劳、精神过度紧张时，不宜立即进行针刺。

（3）对气血亏虚的受试者，进行针刺时手法不宜过强，并尽量选用卧位。

（4）皮肤有感染、破溃及瘢痕的部位，不宜针刺。妇女怀孕期间，不宜针刺。

（5）研究者应严格掌握进针的深度及角度，防止发生医疗事故。

（二）三棱针针刺法

（1）三棱针刺激较强，治疗时须注意受试者体位舒适，注意预防晕针等情况发生。

（2）由于三棱针针刺后针孔较大，必须严密消毒，防止感染。

（3）点刺、散刺应浅而快，确保出血不宜过多，一般以数滴为宜。

（4）身体虚弱、气血两亏、凝血功能障碍者，不宜使用。

（三）梅花针刺法

（1）使用前应检查梅花针完整性，有倒刺或不平整现象，则不宜使用。

（2）叩刺时用力须均匀、稳、准，切忌拖刺、斜刺。

（3）根据方案规定，选择合适的手法，如轻、中、重叩刺。

（4）局部皮肤有外伤、瘢痕、破溃等情况，妇女怀孕期间或行经时，禁用此法。

（四）电针针刺法

（1）电针仪在使用前须检查性能是否良好，无异常方可使用。

（2）调节电流量时，切勿突然增强，应遵循由小到大的原则，防止因肌肉强烈收缩，造成弯针、晕针等医疗事故。

（五）保证操作实施的一致性

注意所有操作实施中，保证各个环节每名受试者的操作一致性。

第十二节　灸法标准操作规程

一、目的

规范灸法操作过程，指导研究者正确实施灸法治疗，保证试验质量，保障受试者安全。

二、操作过程

（一）双人核对

双人核对医嘱、方案关键信息等。

（二）评估与准备

1.评估受试者一般情况

评估受试者皮肤情况、临床表现、既往史、过敏史、配合程度以及对中药气味的耐受性等情况。

2.受试者准备

告知受试者操作过程中可能出现的感觉或不适，消除其紧张情绪。

（1）操作过程中，如受试者出现皮肤烧灼感应立即告知研究者，以便及时调节高度，防止烫伤。

（2）操作过程中，如受试者出现心慌、憋气、出冷汗等现象，立即告知研究者，及时停止操作。

（3）询问女性受试者是否处于月经期。

3.物品准备

治疗盘、艾灸盒、艾条、纱布、点火器、弯盘、密闭的玻璃器皿、一次性治疗巾。

（三）操作步骤

（1）再次双人核对医嘱、方案、受试者姓名等信息。

（2）根据方案规定，协助受试者选择合适体位，暴露施灸部位，必要时松开衣着，注意保暖。

（3）确定灸法，点穴后可随即施灸，注意温度及受试者耐受情况。

（4）将治疗巾垫于受试者治疗部位下方，将治疗盘置于治疗巾上，将艾条燃着端悬于穴位上、距皮肤2~3cm处，保持皮肤温热舒适的感觉、皮肤稍红。一般每穴灸10~15分钟，每天1~2次。操作期间，随时询问受试者感觉，及时调节高度，同时注意及时抖落艾灰，防止烫伤。

（5）操作过程中观察受试者有无心慌、憋气、出冷汗等晕灸情况，如有异常，立即停止操作，及时通知研究者，采取急救措施。

（6）操作完毕，将艾条插入密闭的玻璃器皿中，用纱布清洁皮肤，协助受试者穿好衣物，安置舒适体位。

（7）将使用后的一次性物品弃入黄色垃圾桶内。

（8）研究者需及时填写操作记录并存档。

三、实施要点

（1）艾灸火力应先小后大，灸量先少后多，程度先轻后重，使受试者逐渐适应。

（2）艾灸部位在胸部、四肢末端筋骨处，灸量宜小；在腰腹部、肩及两股等肌肉丰满处，灸量可稍大。

（3）注意晕灸情况的发生：如受试者出现面色苍白、心慌、憋气、出冷汗等情况，若发生晕灸，应立即停止，及时通知研究者，采取急救措施。

（4）受试者在精神紧张及过度劳累、饥饿等情况下，不宜使用灸法。

（5）注意防止因艾灰脱落或艾炷倾倒而烫伤皮肤或烧坏衣被。操作完毕后，应将剩下的艾条插入密闭的玻璃器皿中，彻底熄灭，防止复燃。

（6）根据方案规定，同时结合受试者不同体质和身体状况选用不同的艾灸方案。

（7）操作完毕后，嘱受试者注意保暖，防止受寒。同时告知受试者皮肤微红属正常现象。如皮肤出现水疱及灼热疼痛等情况，立即通知研究者，对症处理。

（8）注意实施中每个环节所有受试者操作的一致性。

第十三节　手法按摩标准操作规程

一、目的

规范手法按摩的操作过程，指导研究者正确实施手法按摩治疗，保证试验质量，保障受试者安全。

二、操作过程

（一）双人核对

双人核对医嘱、方案关键信息等。

（二）评估与准备

1.评估受试者一般情况

评估受试者的皮肤条件、临床表现、既往史、配合程度、自理能力等情况。

2.受试者准备

告知受试者按摩过程中可能出现的感觉或不适。

（1）按摩过程中，会出现"酸、麻、胀、重"的感觉，称之为得气，属于正常现象。

（2）按摩时有可能会出现心慌、憋气、出冷汗等现象，告知受试者如有不适，立即告知研究者，及时停止操作。

3.物品准备

一次性按摩巾、润滑剂。

（三）操作步骤

（1）再次双人核对医嘱、方案、受试者姓名等信息。

（2）根据方案规定，遵医嘱正确选择穴位，确定推拿手法。

（3）进行腰腹部按摩时，嘱受试者先排空膀胱，安排合理体位，必要时协助松开衣着，注意保暖。

（4）研究者在操作部位垫一次性按摩巾，运用手法进行按摩，操作时压力、频率、摆动幅度均匀，动作灵活，时间符合方案要求。

（5）按摩过程中，随时询问受试者力度是否合适，有无心慌、憋气等不适症状，及时调整手法。如有异常，立即停止操作。

（6）操作完毕，协助受试者穿好衣着，安置于舒适体位。

（7）将使用后的一次性物品弃入黄色垃圾桶内。

（8）研究者及时填写操作记录并存档。

三、实施要点

（1）操作前，研究者应修剪指甲，以防损伤受试者皮肤。

（2）操作时用力要均匀、柔和持久，禁用暴力。

（3）按摩过程中注意观察受试者的全身反应，一旦出现头晕、心慌、胸闷、四肢冷汗、脉细数等现象，应立即停止按摩，对症处理。

（4）为了避免按摩时过度刺激，可选用一些皮肤润滑剂，如爽身粉、推拿按摩膏、凡士林油等，按摩时涂在施术部位的皮肤上，然后进行按摩。

（5）受试者过于饥饿、饱胀、疲劳、精神紧张时，不宜立即进行按摩。

（6）保持按摩手法、时间、力度等在同批受试者之间的一致性。

第十四节　耳穴压豆标准操作规程

一、目的

规范耳穴压豆的操作流程，指导研究者正确实施耳穴压豆治疗，保证试验质量，保障受试者安全。

二、操作过程

（一）双人核对

双人核对医嘱、方案关键信息等。

（二）评估与准备

1.评估受试者一般情况

评估受试者的耳部皮肤情况、临床表现、既往史、过敏史、配合程度等情况。

2.受试者准备

告知受试者耳穴压豆过程中可能出现的感觉或不适。

（1）耳穴压豆过程中，会出现"酸、麻、胀、痛"的感觉，称之为得气，属于正常现象。

（2）耳穴压豆时有可能会出现心慌、憋气、出冷汗等现象，告知受试者如有不适，立即告知研究者，及时停止操作。

（3）了解女性受试者是否处于月经期。

3.物品准备

治疗盘、压豆用药、75%乙醇、棉签、镊子、探棒、胶布、弯盘、耳模等。

（三）操作步骤

（1）再次双人核对医嘱、方案、受试者姓名等信息。

（2）根据方案要求，选择适当体位，一般取坐位，参照耳模，使用探棒选穴。

（3）研究者用75%乙醇消毒耳廓，一手固定耳廓，另一只手用镊子将贴有压豆用药的胶布对准穴位贴压。刺激耳穴时要在穴位处垂直逐渐施加压力，注意刺激强度，贴压后再次核对耳模，查看穴位是否正确。

（4）留埋期间，根据方案规定定时按压，一般每天按压3~5次，每个穴位按压20~30秒为宜，3~5天更换一次，双耳交替，如有脱落，及时更换。

（5）操作过程中观察受试者反应，如有异常，立即停止操作，配合研究者进行处理。

（6）操作完毕，告知受试者注意事项。

（7）将使用后的一次性物品弃入黄色垃圾桶内。

（8）研究者及时填写操作记录并存档。

三、实施要点

（1）注意核对医嘱、方案、耳穴压豆的穴位、更换时间、受试者姓名等信息。

（2）在留埋期间，受试者感觉局部酸、麻、胀、痛或有循经络放射传导的感觉为得气，应密切观察有无其他不适情况。

（3）留埋期间应防止胶布脱落或污染；对普通胶布过敏者改用脱敏胶布。

（4）若出现心慌、出冷汗、胸闷、憋气等情况，立即停止操作，配合研究者进行处理。

（5）耳部如有脓肿、破溃、冻疮、皮疹等禁止耳穴压豆。

（6）保持压豆实施过程同批受试者的操作一致性，包括操作者、压豆部位的选取、按压时间和频率等。

第十五节　熏蒸标准操作规程

一、目的

规范熏蒸疗法实施过程，指导研究者正确、安全开展熏蒸治疗，保证试验质量，保障受试者安全。

二、操作过程

（一）双人核对

双人核对医嘱、方案关键信息等。

（二）评估与准备

1.评估受试者一般情况

评估受试者的皮肤情况、临床表现、既往史、过敏史、配合程度以及对中药气味的耐受性等情况。

2.受试者准备

告知受试者熏蒸过程中可能出现的感觉或不适。

（1）熏蒸过程中，会出现全身发热、皮肤微红等，属于正常现象。

（2）熏蒸过程中，有可能会出现头晕、心慌、胸闷等现象，告知受试者如有不适，立即告知研究者，及时停止操作。

（3）了解女性受试者是否处于月经期。

3.物品准备

中药熏蒸设备（熏蒸床、熏蒸箱、熏蒸桶、熏蒸舱等）、中药、特制药袋、专用衣裤、毛巾、一次性浴巾等。

（三）操作步骤

（1）再次双人核对医嘱、方案、受试者姓名等信息。

（2）将中药装入药袋，并用绳子扎紧，放入容器中，按比例加水浸泡半个小时。根据要求选择熏蒸设备，将浸泡后的中药与水一同倒入熏蒸设备的蒸锅中，通电熬制至中药煮沸。亦可使用熬制好的中药药液，按照比例稀释后熏蒸治疗。

（3）设备控制面板温度显示达到额定温度后，嘱受试者更换专用衣裤，暴露熏蒸部位，取正确体位（一般熏蒸床取卧位，熏蒸舱取半卧位，熏蒸桶取坐位），关上舱门或盖上浴巾，设定时间，进行熏蒸。

（4）熏蒸过程中，应专人陪同，密切观察受试者身体情况，如出现头晕、心慌、胸闷等不适，应停止熏蒸，配合研究者进行处理。

（5）熏蒸结束后，嘱受试者缓慢坐起，擦拭干净熏蒸部位，更换衣裤，观察熏蒸部位情况，无不适方可离开。

（6）熏蒸结束后，关闭设备电源，按规定处理使用后药物，消毒熏蒸设备。

（7）将使用后的一次性物品弃入黄色垃圾桶内。

（8）研究者及时填写操作记录并存档。

三、实施要点

（1）注意核对医嘱、方案、熏蒸部位、时间、受试者姓名等信息。

（2）应保持环境安静，清洁卫生，空气流通，室温24~26℃，湿度60%~70%为宜。冬季熏蒸时应注意保暖，夏季应注意通风。

（3）熏蒸前排空二便，熏蒸前后要适量饮水，避免出汗过多引起脱水。

（4）熏蒸过程中应根据受试者对温度的耐受程度随时进行调

节，温度宜从低到高，以耐受为度，应有专人陪护，防止烫伤、受寒等情况发生。密切观察受试者情况，若出现头晕不适、大汗淋漓、晕蒸或对熏蒸药物过敏时，应立即停止熏蒸，卧床休息，配合研究者进行处理。

（5）熏蒸后避风寒，禁用冷水洗浴，忌食生冷食物。若出现皮肤烫伤、破溃等情况，应立即处理。

（6）若受试者存在皮肤温度感应迟缓、局部麻木无知觉、饱食、饥饿、大量出汗或过度劳累等情况，慎用此疗法。女性月经期禁用此法。

（7）保持所有受试者熏蒸准备、熏蒸时间、熏蒸部位的一致性。

第十六节　火疗标准操作规程

一、目的

规范中医火疗疗法实施，指导研究者正确、安全实施火疗，保证试验质量，保障受试者安全。

二、操作过程

（一）双人核对

双人核对医嘱、方案关键信息等。

（二）评估与准备

1.评估受试者一般情况

评估受试者的皮肤情况、临床表现、既往史、对疼痛及热度的耐受程度、配合程度等。

2.受试者准备

（1）告知受试者火疗过程中可能出现的感觉或不适，如在火疗过程中，会出现局部发热，属于正常现象；在火疗过程中，有可能会出现烫伤，告知受试者如有不适，立即通知研究者，及时停止操作。

（2）询问女性受试者是否处于月经期。

3. 物品准备

治疗盘、中药、治疗碗、防火圈、测温仪、95%乙醇、注射器、点火器、量杯、保鲜膜、毛巾、水盆、温水等。

（三）操作步骤

（1）再次双人核对医嘱、方案、受试者姓名等信息。

（2）根据方案要求，选择合理体位，暴露火疗部位，注意保暖。

（3）将中药粉末用温水调匀涂抹在防火圈内部，用测温仪测温。

（4）将药饼敷于该部位，温度控制在 39~41℃，测温仪探头置于药饼与皮肤之间，盖保鲜膜，将湿毛巾敷于保鲜膜上，沿防火圈内侧标记出点火范围。

（5）沿防火圈内侧 S 形滴注 95%乙醇后，用点火器点燃，询问受试者的感受，待其感觉温热后，予以灭火。受试者自觉温度降低时按上述方法再次点火、灭火。如此反复 30 分钟。

（6）随时询问受试者感觉，并观察火疗部位温度，如发现异常立即停止操作，配合研究者进行处理。

（7）操作完毕，清洁并观察局部皮肤，告知注意事项。

（8）将使用后的一次性物品弃入黄色垃圾桶内。

（9）研究者及时填写操作记录并存档。

三、实施要点

（1）注意核对医嘱、方案、火疗部位、时间、受试者姓名等信息。

（2）随时观察受试者反应及皮肤情况，发现异常立即处理。

（3）药饼温度以39~41℃为宜，注意随时观察测温计温度，滴注乙醇时力度适中，勿喷洒于点火范围外，防止烫伤。

（4）火疗后12小时内禁止沐浴。局部皮肤有破溃、感染者禁用火疗。

（5）注意实施中各个环节操作的一致性。

第十七节　刮痧标准操作规程

一、目的

规范中医刮痧疗法操作过程，指导研究者正确、安全实施刮痧疗法，保证试验质量，保障受试者安全。

二、操作过程

（一）双人核对

双人核对医嘱、方案关键信息等。

（二）评估与准备

1.评估受试者一般情况

评估受试者的皮肤情况、临床表现、既往史、过敏史、配合程度等情况。

2.受试者准备

（1）受试者心理评估：告知受试者刮痧过程中可能出现的感觉或不适，如：刮痧过程中局部会出现紫色痧点或痧痕，属于正常现象；刮痧过程中有可能会出现心慌、胸闷、出冷汗等现象，如有不适，立即告知研究者，及时停止操作。通过与受试者沟通评估其对接受治疗的心理准备。

（2）询问女性受试者是否处于月经期。

3.物品准备

治疗盘、治疗碗、刮痧板、刮痧油、一次性治疗巾、纱布等。

（三）操作步骤

（1）再次双人核对医嘱、方案、受试者姓名等信息。

（2）根据操作部位、操作方法的不同选择相应的刮痧板，一般为牛角刮痧板。

（3）遵医嘱核对确定刮痧部位。协助受试者取适当体位，暴露刮痧部位，注意保暖。检查刮具边缘是否光滑、有无缺损，以免划破皮肤。

（4）将一次性治疗巾垫于受试者操作部位下方，将刮痧油倒入治疗碗中，用刮痧板蘸取刮痧油，开始刮痧。操作过程中注意用力均匀，蘸取刮痧油的刮具在确定的刮痧部位从上至下刮擦，方向单一，以皮肤呈现出红色、紫色痧点为宜。

（5）刮板与皮肤保持45度左右，利用腕力和臂力，力度均匀适中，由轻渐重，沿着一个方向进行刮拭，刮痧部位应尽量拉长，刮完一个部位再刮另一处。

（6）刮痧的顺序：应根据方案规定部位，遵循从上至下，从里到外顺序。应避开肩胛骨下缘，呈"非"字型，沿肋间隙有弧度的从内向外刮8~10次。

（7）刮痧过程中，注意询问受试者有无心慌、憋气等不适，随时观察有无面色苍白、出冷汗等情况，及时调节手法力度。如果受试者出现面色改变、感觉不适等，研究者应立即停止操作，对症处理。

（8）操作完毕后，用纱布清洁局部皮肤，协助受试者穿衣，安置舒适体位，询问受试者有无不适，并告知其注意事项。

（9）将使用后的一次性用品弃入黄色垃圾桶内，用75%乙醇擦拭消毒刮痧板等物品。

（10）研究者及时填写操作记录并存档。

三、实施要点

（1）注意核对医嘱、方案、刮痧部位、受试者姓名等信息。

（2）告知受试者刮痧部位会出现红色、紫色痧点或痧痕，数日后方可消失，不必恐慌。

（3）告知受试者刮痧部位的皮肤可有疼痛、灼热感觉，属于正常现象，消除其紧张情绪。

（4）操作中及时观察受试者有无不适，如有面色苍白、胸闷、憋气等症状，及时停止操作，立即通知研究者，对症处理。

（5）经期、孕妇的腹部及腰骶部、有出血倾向疾病者、皮肤高度过敏或皮肤伤口处禁止刮痧。

（6）保持同批受试者刮痧部位选择、刮痧手法和时间等的一致性。

第十八节　拔罐标准操作规程

一、目的

规范拔罐疗法的操作流程，指导研究者正确实施拔罐疗法，保证试验质量，保障受试者安全。

二、操作过程

（一）双人核对

双人核对医嘱、方案关键信息等。

（二）评估与准备

1.评估受试者一般情况

评估受试者的皮肤情况、临床表现、既往史、过敏史、配合程度、自理能力等情况。

2.受试者准备

（1）告知受试者拔罐过程中可能出现的感觉或不适，如：拔罐过程中有可能会出现头晕、胸闷、恶心欲呕等情况，告知受试者如有不适，立即告知研究者；拔罐后局部皮肤有可能会出现紫红色瘀斑，数日后自然消失，不必恐慌。通过与受试者沟通评估其对接受治疗的心理准备。

（2）询问女性受试者是否处于月经期。

3.物品准备

治疗盘、玻璃罐、95%乙醇棉球、75%乙醇棉球、纱布、止血钳、镊子、点火器、污杯等。

（三）操作步骤

（1）再次双人核对医嘱、方案、受试者姓名等。

（2）根据操作部位、操作方法的不同选择相应的罐具。将罐具对准光源以确定罐体完整无裂痕，确定罐口内外光滑无毛刺。

（3）协助受试者取合理体位，暴露拔罐部位，注意保暖。

（4）遵医嘱选取穴位，用拇指按压穴位，并询问受试者感觉。

（5）用纱布清洁局部皮肤，再次检查罐体及罐口后，一手持95%乙醇棉球的止血钳，另一手握罐体，罐口朝下，将棉球点燃后立即伸入罐内，快速摇晃旋转1~3圈随即退出，迅速将罐扣于应拔部位。

（6）拔罐过程中随时观察火罐吸附情况和皮肤颜色，询问受试者有无不适，如皮肤出现烫伤、水疱等情况，立即停止操作。

①静态留罐（亦称坐罐），火罐一般留置时间为10分钟。

②闪罐：将罐迅速扣在所选部位上（不需灭火），罐吸附后立即拔下，再予以吸拔，每分钟吸、拔次数应固定，至局部皮肤

呈红紫色，记录治疗时间。

③走罐：先在所选部位皮肤上和罐口上边涂一层凡士林，待罐吸附后一手扶住罐体，另一手固定皮肤，用力平推罐体向下、向上、向左、向右，慢慢来回推动几次至局部皮肤呈红紫色，记录走罐时间。走罐顺序建议一致，走罐时间不宜过长。

④平衡罐则融合了闪罐、走罐、坐罐三种方法，具体操作要点基本相同，但对于三种罐法的使用顺序应当统一。如需比较不同顺序带来的不同效果，则建立相应的亚组。

（7）起罐：一手握罐体，另一手的拇指或示指按压罐口边缘皮肤，使空气进入罐内，即可将罐取下，然后用纱布清洁皮肤。

（8）操作完毕，协助受试者穿好衣着，安置舒适体位。

（9）将使用后的一次性用物弃入黄色锐器桶内，用乙醇擦拭治疗盘等物品。对于有血液、脓液污染的罐具应专罐专用，使用后的罐具应用消毒剂浸泡后再清洗。

（10）研究者及时填写操作记录并存档。

三、实施要点

（1）注意核对医嘱、方案、拔罐部位、方法、时间等情况。

（2）拔罐部位应充分暴露，操作过程应注意保暖。

（3）操作前严格检查罐口周围是否光滑，有无裂痕。

（4）拔罐手法要熟练，动作轻、快、稳、准。用于燃火的乙醇棉球，不应含乙醇过多，以免拔罐时滴落到受试者皮肤上而造成烫伤。

（5）拔罐过程中密切观察受试者情况，若出现头晕胸闷、恶心欲呕、肢体乏力、冷汗淋漓，甚至一过性意识丧失等晕罐现象，应立即起罐，通知研究者，遵医嘱对症处理。

（6）起罐操作时不能硬拉或旋转罐具，否则会引起疼痛，甚至损伤皮肤。起罐后，如局部出现小水疱，可不必处理，会自行吸收。如水疱较大，消毒局部皮肤后，用注射器吸出液体，覆盖无菌敷料。

（7）对于动态罐，由于个体间皮肤情况的差异性，尽量保持治疗时间一致。如果皮肤特别脆弱导致治疗时间过短的，如实做好相关记录，用于后期数据分析。

第十九节　不良事件观察处理与记录标准操作规程

一、目的

为严密观察试验期间可能出现的不良事件或反应，及时发现并采取措施，保障受试者安全，并在规定时间内上报有关部门，使不良事件或反应风险降到最低，制定本操作规程。

二、操作过程

（一）不良事件或反应的观察

（1）研究者按方案要求对研究病房的受试者进行巡视，了解受试者情况，及时发现任何变化或不适，对发生的预期与非预期的不良反应迅速识别，并及时处理。对于非住院受试者，定期完成计划内访视，关注不良事件及特殊的紧急情况，随时监测不良事件变化，动态管理。

（2）对口服制剂，应观察其常见的不良反应如皮肤过敏和胃肠道反应等，并针对不同的药物特点有所侧重。对外用制剂，在常规基础上，注意其局部反应，如皮肤过敏、水疱、发红等。对注射制剂，应密切观察病人的反应，尤其是在给药30分钟到2小时内，一旦出现皮疹、瘙痒、颜面充血，特别是心悸、胸闷、呼吸困难、咳嗽等应立即停药，给予必要的处理。

（二）不良事件或反应的处理

若试验中发生不良事件或反应，研究者首先要采取相应的措施，保护受试者安全，必要时请示上级医师，开通绿色救治通道。一旦发现非预期的不良反应，根据情况考虑是否立即停药；对可预期的不良事件或反应进行密切观测，正确处置。对轻、中度不良事件或反应，要密切观察，必要时进行相关理化检查及药物干预。对于严重不良事件或反应，及时启动严重不良事件应急预案。

（三）不良事件或反应的记录

（1）研究者观察并记录不良事件或反应，记录的内容包括不良事件或反应发生的时间、症状、体征、程度、持续时间和缓解消失的时间及方式、转归等，填写相应记录表。

（2）记录时间段从不良事件或反应发生时起至整个不良事件或反应结束。若不良事件或反应对受试者造成不良后果或对其生活质量有影响的需做出特殊说明，需要长期随访的要连续记录随访内容和转归。

（3）对不良事件或反应进行讨论、分析，必要时查阅相关文献，并保存文献及讨论内容。就不良事件或反应协调沟通，查找可能的原因，并将讨论内容以文书形式保存。不良事件或反应有需要用药处理者需书写病历，并对整个治疗过程及结果做出详细记录。

（四）不良事件的报告

出现不良事件或反应后研究者应填写相应记录表，如需报告，对轻度、中度不良事件或反应应及时向主要研究者、监查员通报，可由监查员报给申办方。必要时召开专题会或上报伦理审查委员会。对于严重不良事件或反应，应及时通报申办方，由申办方按照相关规定报告相关监管部门；由研究者发起的研究，则由研究者按照试验方案要求上报。

三、实施要点

（1）研究者应加强对受试者的巡视和随访，及时发现受试者情况变化。离院受试者在完成基本访视的基础上，关注可能发生的不良事件等潜在风险，根据研究需要安排，不能拘泥于方案规定的访视时间。

（2）根据临床研究方案和试验操作流程、入选和排除标准等信息，排除禁忌或隐患人群，制定具体防范处理措施。根据项目需要准备治疗药物和器械，使其处于备用状态。对于试验过程中可能出现的各种不良反应，研究者需提前演练治疗处理过程，制定紧急处置流程。

第二十节　受试者管理标准操作规程

一、目的

保证受试者试验期间活动、餐食、饮水等符合试验要求，保证试验质量。

二、操作过程

（一）受试者活动管理

（1）试验前根据方案规定告知受试者试验相关注意事项，如适当活动、避免剧烈运动、不能长时间卧床等。

（2）试验过程中，如受试者佩戴24小时动态心电监测、动态血压监测时应告知受试者避免剧烈运动，保持适宜活动，尤其是在重要数据采集时段，受试者应保持平卧位或仰卧位，并在试验期间保持一致。

（3）做好试验期间电子产品的使用管理，需要采集心电数据的试验，在数据采集时段，要收取受试者电子产品，包括手机等，避免干扰信息采集。试验期间电子产品使用及管理需做出明确规定，科学合理安排，避免影响试验结果。

（二）受试者餐饮管理

（1）对于住院受试者，由研究者和（或）研究助理制定饮食方案，应注意避免选择方案禁用的食物和饮品。对饮食有特殊要求，而受试者属于非住院患者，则需制作专门的说明文件随同试验药物一同发放给受试者，并强调其重要性，得到受试者的充分配合。研究助理及研究护士应熟悉营养学知识，制定的餐谱要清淡富有营养，荤素搭配合理。对于I期临床试验，进餐与服药时间要求严格，因此需保证餐食按规定时间送达，根据试验方案要求定时定量，专人监督进餐，并填写记录。

（2）如果试验方案要求控制水量，应提前做好宣教，说明具体要求，如：一日内总进水量、服药前后饮水控制等，并及时记录。

（3）研究病房应设有配餐室、独立餐厅，保证环境的清洁与卫生。

（三）受试者心理护理

（1）试验前详细了解受试者的心理状况、勤沟通，及时解答受试者提出的问题，对受试者的任何担心、疑虑要及时、耐心讲解，直至其完全理解，自主决定是否参加试验。

（2）试验期间，告知受试者试验过程中的注意事项，观察其情绪及心理变化，及时做好心理疏导，正确引导受试者配合研究。

特殊情况可定期与受试者电话联系，随时关注受试者心理动态，顺利完成试验。研究病房可提供无线网络、棋牌、杂志、书籍等，供受试者休闲娱乐，保持环境温馨、舒缓，利于其减轻焦虑、恐惧等情绪。

（3）试验后，关注受试者心理情绪是否有变化。对受试者的任何疑问，应做好解释工作，保证受试者心理健康。

三、实施要点

（1）试验前与受试者沟通，告知其试验的全部过程及试验过程中注意事项，使受试者充分知情和做好充分的心理准备、积极配合，顺利完成试验。

（2）试验期间对受试者管理，包括电子产品使用、饮食特殊规定、作息等，提前告知受试者，评估受试者依从性，保证试验各环节落实到位。

（3）试验过程中，随时关注受试者的活动程度，保证符合方案要求，做好计划宣教与实时宣教相结合，与受试者充分沟通，落实到位。

（4）I期临床试验中，受试者进食时由专人监督，定时定量进餐，并及时做好记录。如对进食时间有规定，应严格执行规定，避免超时。

（5）受试者在试验期间如有饮水规定与限制，务必提前做好宣教，在院试验期间，由专人收取及发放水杯，并及时记录时间、饮水量。

（6）试验过程中，密切关注受试者心理及情绪变化，如发现受试者出现焦虑、恐惧等情况，及时与其沟通，消除其顾虑，为受试者健康及试验实施保驾护航。

第二十一节 受试者随访标准操作规程

一、目的

规范受试者随访工作，使随访工作规范、有序进行，保证试验质量，保障受试者的安全和权益。

二、操作过程

随访包括试验期间按照方案设计对受试者进行定期随访（亦称为访视）、受试者出组后随访两种情况。

（一）确定随访对象

试验期间的随访对象为入组参加试验的每位受试者。

试验结束之后的随访，由研究者审阅、评估出组查体及理化检查报告等，确定需要随访的受试者名单和复查项目，并填写相关记录。

（二）确定随访方式及时间

随访方式包括电话随访和面对面随访，具体方式根据项目需要而定。试验期间的量表评分、受试者轻度不适等可以采取两种方式其中的一种进行随访；对于需要发放试验用药物、现场量表评分（如6分钟步行试验）的则需要面对面随访。理化检查项目需受试者来院复查，因不可抗力因素导致受试者不能来访者，可接受当地二级以上医院理化检查结果。

（三）随访

随访主体包括研究者、主要研究者。每次随访的内容均应及时填写相关记录，对于一些异常的项目（症状、理化检查等）进行必要的追踪，根据情况增加访视次数。对于出现的不良事件随访至正常或病情稳定。如果出现受试者失访，应当如实进行记录。

（四）随访结果的记录

每一次随访均需填写随访记录表。随访结果记录于相应表格中，包括理化检查结果和不良事件的情况追踪等。

三、实施要点

（1）对于需要多次随访的试验，应提前制定随访计划表，与受试者提前就随访安排进行沟通，协调随访时间；每次回访前1~2天，建议联系受试者，提醒其按时回访，以防出现超窗或失访现象。

（2）如有需复查的理化检查项目，应与受试者沟通好回访时间，并告知其复查项目及注意事项，如复查项目需空腹应提前告知受试者。

（3）复查后及时领取检测报告，经研究者审阅，并将复查结果告知受试者。

（4）对于不接受随访检查的受试者，至少三次电话联系，并做好有关记录。

第二十二节　试验资料管理标准操作规程

一、目的

本规程制定的目的是规范、完善试验文件管理，使其标准化、符合GCP要求。

二、操作过程

（一）获取文件

根据试验类型，获取试验前所需的资料，如研究者手册、研究病历、知情同意书、随机信封、药检报告等，并对试验期间产生的原始资料进行整理、妥善保存。若试验方案、知情同意书等文件有更新，应及时补充新版本文件。

（二）整理、补充文件

对试验各阶段所产生的文件及时整理，根据要求核实文件是否完整、准确。当文件不完整时，应予以补充，直至资料完整。

（三）保管、归档文件

（1）整理试验期间产生的过程文件，并保存。制定文件借阅、返还流程，需借阅文件时，填写借阅登记表（表格内容涵盖借阅内容、借阅人、借阅及归还时间等），方可借阅文件。

（2）资料交接时，应通知研究者，经研究者同意后，填写相关记录，交接双方确认签字，方可进行资料交接返还等。

（四）资料归档

将整理好的资料由资料管理员统一管理。

三、实施要点

（1）交接或返还文件时应双人清点，并注意所接收的资料是否是正确版本。

（2）为保证资料完整，应履行借阅登记手续。如借阅文件需出具相关证明，并填写借阅记录表，规定归还时间，归还时清点借阅文件种类及数量，避免遗失。

（3）及时整理并动态管理试验各阶段产生的文件，如有遗漏及时补充。